改訂第2版の序

　この度,小児臨床検査マニュアル改訂第2版を刊行できることとなりました.このことは,初版がある程度,小児医療の現場で活躍されている皆様から評価された結果だろうと考えております.今回の執筆者も,国立成育医療研究センター病院のスタッフの各医師が自分の専門領域を担当しました.

　初版が世に出てから6年経過したこともあり,第2版では内容を一部変更しております.たとえば,症候からのアプローチを重要視したこと,疾患別での検査オーダーセットでは,疾患の棚卸しを行い,整理をしたことです.また,付録という引き出しの充実を図り,この中にルーチン検査で偶然発見された異常値からの鑑別疾患を表でまとめております.さらに,急激に発展した遺伝学的検査は保険収載の観点からまとめました.

　編集方針は,初版と同じく,現場での優先事項の感覚を重要視した流れで記載し,検査値の羅列を極力なくしております.ITの発達した現在,スマホで検索するよりも有用な情報がこの本に掲載されているものと確信しております.小児臨床検査マニュアルを,いつもポケットに入れていただいて,診療時に気軽に確認していただければ幸いです.

2019年7月

国立研究開発法人 国立成育医療研究センター病院
病院長　　賀藤　均

初版の序

　私どもはこの度，小児科および関連領域における臨床検査医学のガイドブックとして，『国立成育医療研究センター病院　小児臨床検査マニュアル』を刊行しました．著者は小児・周産期の高度専門医療センターである国立成育医療研究センターの部長，医長を中心とし，わが国の当分野における指針とすることを目指しました．編集方針としては検査名と検査値の羅列ではなく，実際の患者さんのプロブレム，あるいは鑑別すべき疾患をリストアップした時に，優先して行うべき検査を理解できる内容としました．各項目は検体検査を中心としたコンパクトな記述にとどめ，画像検査・病理検査・各種生理機能検査等の詳細な解説は他書に譲りました．付録には，一般的な検査の基準値，モニタリングが必要な薬剤の一覧表をつけました．さらに今後は数年ごとの改訂ならびに電子書籍化・スマートフォン用アプリ化を含めた展開を考え，つねにヴァージョンアップを図っていく所存です．いつもポケットに入れて持ち歩き，診療の現場で参照してくださることが編者および著者の願いです．

2013 年 11 月

　　　　　　　　　独立行政法人　国立成育医療研究センター病院
　　　　　　　　　　　　病院長　　　松井　陽

執筆者一覧

●編　集
国立研究開発法人　国立成育医療研究センター

●編集主幹
賀藤　均	病院長
奥山虎之	臨床検査部統括部長

●編集委員　（※五十音順/肩書きは企画時）
新井勝大	器官病態系内科部　消化器科　診療部長
石倉健司	器官病態系内科部　腎臓・リウマチ・膠原病科　診療部長/(現)北里大学医学部小児科学主任教授
石黒　精	教育研修センター長
大川正人	臨床検査技師長
窪田　満	総合診療部統括部長

●ブロック編集　（※掲載順/所属は企画時）
伊藤裕司	周産期・母性診療センター　新生児科	第2章A
窪田　満	総合診療部	第2章B
中川　聡	手術・集中治療部　集中治療科	第3章A・M
大矢幸弘	アレルギーセンター	第3章B
河合利尚	生体防御系内科部　免疫科	第3章B
小椋雅夫	器官病態系内科部　腎臓・リウマチ・膠原病科	第3章C
小野　博	器官病態系内科部　循環器科	第3章D
奥山虎之	臨床検査部	第3章E・付録

堀川玲子	生体防御系内科部 内分泌・代謝科	第3章F
石倉健司	器官病態系内科部 腎臓・リウマチ・膠原病科	第3章G
久保田雅也	器官病態系内科部 神経内科	第3章H
石黒　精	教育研修センター	第3章I
新井勝大	器官病態系内科部 消化器科	第3章J
守本倫子	感覚器・形態外科部 耳鼻咽喉科	第3章K
松本公一	小児がんセンター	第3章L
後藤美樹	臨床検査部	付録

●執筆者 (※五十音順/所属は執筆時)

安孫子 優	周産期・母性診療センター 新生児科
阿部裕一	器官病態系内科部 神経内科
新井勝大	器官病態系内科部 消化器科
生田泰久	周産期・母性診療センター 新生児科
石倉健司	器官病態系内科部 腎臓・リウマチ・膠原病科
石黒　精	教育研修センター
伊藤裕司	周産期・母性診療センター 新生児科
伊藤玲子	総合診療部 総合診療科
岩﨑由佳	周産期・母性診療センター 新生児科
上田菜穂子	器官病態系内科部 神経内科
上原陽治	周産期・母性診療センター 新生児科
宇佐美憲一	臓器・運動器病態外科部 脳神経外科
大隅朋生	小児がんセンター 血液腫瘍科
大西志麻	総合診療部 救急診療科
大矢幸弘	アレルギーセンター
奥山虎之	臨床検査部
小椋雅夫	器官病態系内科部 腎臓・リウマチ・膠原病科
小野　博	器官病態系内科部 循環器科

賀藤　均	病院長
加藤元博	小児がんセンター　移植・細胞治療科
亀井宏一	器官病態系内科部　腎臓・リウマチ・膠原病科
河合利尚	生体防御系内科部　免疫科
川井未知子	器官病態系内科部　神経内科
久保田雅也	器官病態系内科部　神経内科
窪田　満	総合診療部
小須賀基通	生体防御系内科部　遺伝診療科
後藤美樹	臨床検査部
阪下和美	総合診療部　総合診療科
佐々木隆司	総合診療部　救急診療科
佐藤　舞	器官病態系内科部　腎臓・リウマチ・膠原病科
清水泰岳	器官病態系内科部　消化器科
庄司健介	生体防御系内科部　感染症科
進藤考洋	器官病態系内科部　循環器科
多賀谷貴史	総合診療部　救急診療科
竹内一朗	器官病態系内科部　消化器科
壷井伯彦	手術・集中治療部　集中治療科
寺田有美子	生体防御系内科部　内分泌・代謝科
富里周太	感覚器・形態外科部　耳鼻咽喉科
富澤大輔	小児がんセンター　血液腫瘍科
内木康博	生体防御系内科部　内分泌・代謝科
中川　聡	手術・集中治療部　集中治療科
早川　格	器官病態系内科部　神経内科
林　泰佑	器官病態系内科部　循環器科
福家辰樹	アレルギーセンター
福原康之	生体防御系内科部　遺伝診療科
船田桂子	器官病態系内科部　呼吸器科
堀川玲子	生体防御系内科部　内分泌・代謝科

益田博司	総合診療部 総合診療科
松本公一	小児がんセンター
松本真明	生体防御系内科部 内分泌・代謝科
三﨑泰志	器官病態系内科部 循環器科
宮地裕美子	アレルギーセンター
山口宗太	感覚器・形態外科部 耳鼻咽喉科
山本貴和子	アレルギーセンター
吉井啓介	生体防御系内科部 内分泌・代謝科
米田康太	周産期・母性診療センター 新生児科

目次

contents

改訂第 2 版の序 ……………………………… 賀藤　均　iii
初版の序 …………………………………… 松井　陽　v
執筆者一覧 …………………………………………… vi

第 1 章　総 論
臨床検査値を正しく判読するために ………… 奥山虎之　2

第 2 章　症候から疾患を考える
A．新生児（生後 1 か月未満）
1. **新生児の発熱** …………………………… 米田康太　8
2. **新生児黄疸** ……………………………… 岩﨑由佳　10
3. **新生児のけいれん** ………… 生田泰久・伊藤裕司　12
4. **新生児の嘔吐** …………………………… 上原陽治　14
5. **新生児のチアノーゼ** …………………… 安孫子 優　16

B．生後 1 か月以降
1. **やせ・体重増加不良** …………………… 清水泰岳　18
2. **不明熱** ………………………………… 阪下和美　20
3. **浮 腫** ………………………………… 亀井宏一　22
4. **関節痛・四肢痛** ………………………… 小椋雅夫　24
5. **リンパ節腫脹** …………………………… 大隅朋生　26
6. **過体重・肥満** …………………………… 堀川玲子　28
7. **高血圧** ………………………………… 亀井宏一　30
8. **不整脈（頻脈・徐脈）** …………………… 小野　博　34

9.	胸　痛	三﨑泰志	36
10.	腹　痛	新井勝大	40
11.	下痢・嘔吐（吐血・下血を含む）	竹内一朗	42
12.	黄　疸	窪田　満	46
13.	肝脾腫	小須賀基通	48
14.	貧　血	石黒　精	52
15.	出血傾向	石黒　精	54
16.	蛋白尿・血尿	佐藤　舞	56
17.	多飲・多尿・頻尿	堀川玲子	58
18.	頭　痛	宇佐美憲一	60
19.	けいれん・意識障害	久保田雅也	62
20.	筋緊張低下・筋力低下	阿部裕一	66
21.	咳　嗽	船田桂子	68
22.	呼吸困難	船田桂子	70

第3章　疾患別にみる検査オーダーセット

A．感染症
1.	敗血症	中川　聡	74

B．免疫・アレルギー疾患
1.	気管支喘息	宮地裕美子	76
2.	アトピー性皮膚炎	山本貴和子・大矢幸弘	80
3.	食物アレルギー	福家辰樹	82
4.	自己炎症性疾患	河合利尚	84
5.	原発性免疫不全症	河合利尚	86

C．膠原病・リウマチ性疾患
1.	若年性特発性関節炎	小椋雅夫	88
2.	その他のリウマチ性疾患	小椋雅夫	90

3. 川崎病と鑑別診断 ……………………………… 益田博司　92

D. 循環器疾患
1. 心筋炎・心筋症 ………………………………… 進藤考洋　94
2. 慢性心不全 ……………………………………… 林　泰佑　96

E. 先天代謝異常症
1. アミノ酸/有機酸/脂肪酸代謝障害・尿素サイクル異常症 ……………………………… 奥山虎之　98
2. ライソゾーム病・ペルオキシソーム病 …………………………………… 小須賀基通　102
3. ミトコンドリア異常症 ………………………… 久保田雅也　104
4. 金属代謝・核酸代謝・その他 ………………… 福原康之　106

F. 内分泌疾患
1. 下垂体疾患 ……………………………………… 堀川玲子　108
2. 甲状腺疾患 ……………………………………… 内木康博　110
3. 副甲状腺疾患 …………………………………… 吉井啓介　114
4. 副腎疾患 ………………………… 寺田有美子・堀川玲子　116
5. 性分化疾患 ……………………………………… 堀川玲子　118
6. 糖尿病 …………………………… 松本真明・堀川玲子　122

G. 腎・尿路疾患
1. 腎炎・腎症 ……………………………………… 佐藤　舞　124
2. ネフローゼ症候群 ……………………………… 石倉健司　126
3. 慢性腎臓病 ……………………………………… 石倉健司　128
4. 尿路感染症 ……………………………………… 庄司健介　130

H. 神経・筋疾患
1. 急性脳炎・脳症 …………………… 阿部裕一 132
2. 筋ジストロフィー ………………… 川井未知子 134
3. 先天性ミオパチー ………………… 早川　格 136
4. 細菌性髄膜炎 ……………………… 上田菜穂子 138

I. 血液疾患
1. 免疫性血小板減少性紫斑病・血友病
   ……………………………………… 石黒　精 140
2. 血栓症 ……………………………… 石黒　精 142
3. 播種性血管内凝固症候群 ………… 加藤元博 144
4. 溶血性貧血 ………………………… 加藤元博 146

J. 消化器疾患
1. 吸収不良症候群 …………………… 清水泰岳 148
2. 炎症性腸疾患 ……………………… 新井勝大 152
3. 肝　炎 ……………………………… 伊藤玲子 154
4. 膵　炎 ……………………………… 竹内一朗 156

K. 耳鼻科疾患
1. 中耳炎 ……………………………… 山口宗太 158
2. 副鼻腔炎 …………………………… 富里周太 160

L. 腫瘍性疾患
1. 白血病 ……………………………… 富澤大輔 162
2. 固形腫瘍 …………………………… 松本公一 164

M. 救命救急
1. 脱　水 ……………………………… 多賀谷貴史 166

2.	ショック	大西志麻	168
3.	薬物中毒	佐々木隆司	170
4.	乳幼児突発性危急事態	中川　聡	172

付　録

1.	小児臨床検査基準値	後藤美樹・奥山虎之	176
2.	薬物血中濃度治療域	後藤美樹・奥山虎之	188
3.	ルーチン検査		
	① ナトリウムの異常	亀井宏一	190
	② カリウムの異常	小椋雅夫	191
	③ カルシウム・リンの異常	内木康博	192
	④ 血液ガス・アシドーシス・アルカローシス	壷井伯彦	196
	⑤ AST・ALT の異常	阪下和美	198
	⑥ クレアチンキナーゼの異常	阿部裕一	200
	⑦ クレアチニン・BUN の異常	佐藤　舞	202
	⑧ 低血糖症	内木康博	205
4.	腫瘍マーカー	加藤元博	208
5.	遺伝学的検査	奥山虎之	210

索　引　212

第1章
総 論

臨床検査値を正しく判読するために

How to interpret laboratory data

　臨床検査は，病歴聴取，診察所見に引き続いて，診断を進めるために行われるものである．臨床検査の結果は数値で示されるので，客観的な判断が可能となるが，数値の示す意味を把握していないと誤った診断に陥ることになる．以下，臨床検査値を正しく判読するために必要な5課題について説明する．

1) 正常値と基準値について
2) 検査値に変動を及ぼす生理的要因について
3) 感度と特異度について
4) パニック値について
5) 検体検査の信頼性の確保について

▶ 1 正常値と基準値について

　正常値ということばは，広く用いられているが，これは正しい表現ではない．本来は基準値とよぶべきものである．臨床検査においては，健常者集団での測定値分布を設定しておく必要があり，この健常者測定値を「基準値」その分布を「基準範囲」とよぶ．「基準範囲」は「中央値95%を含む範囲」と定義される．この基準値設定の考え方からすると，健常者の5%は，基準値からはずれてしまうことになる．もし，この基準値を正常値とするならば，健常者の5%は，正常値ではない，すなわち異常値を示している，という誤解を招くことになる．なお，「平均値±標準偏差」という表現が用いられることがあるが，これは，本来正規分布を示す検査値に適応されるものである．正規

分布を示す検査値としては,赤血球数,ヘモグロビン,ヘマトクリット,アルブミン,ナトリウムなどである.これに対して,白血球数,血小板数,総コレステロール,尿素窒素など多くの項目は,対数正規分布を示す.

▶ 2 検査値に変動を及ぼす生理的要因について

基準値に変動を与える生理的な要因としては,性,年齢,人種,職業,食習慣,生活環境などの個体間の差に起因する変動要因と,食事,運動,日内変動,性周期など個人の個体内の変動要因がある.特に小児の検査値を評価する場合は,検査項目によっては,年齢による基準値の変動が著しい場合があるので,注意する必要がある.

▶ 3 感度と特異度について

検査結果で,疾患の有無を判断する場合にその境界線を「カットオフ値」という.しかし,健常者群と有病者群の検査結果に重なりがあることが多く,その場合カットオフ値をどこに線引きするかで,偽陽性率(病気でないのに病気と判断する割合)と偽陰性率(病気があるのに病気がないと判断される割合)が変化することになる.また,検査の「感度」とは,有病者の中で検査結果が陽性になる人の割合を示す.これに対して,「特異度」とは,病気でない人がこの検査で陰性になる割合を示すことになる(図).

▶ 4 パニック値について

生命の危機が迫っているほどの検査値の変動のことをパニック値という.パニック値を有する個体は,直ちに治療を開始する必要がある.パニック値は,医療施設ごとに設定される.患者の検査所見がパニック値を示している場合は,可及的速やか

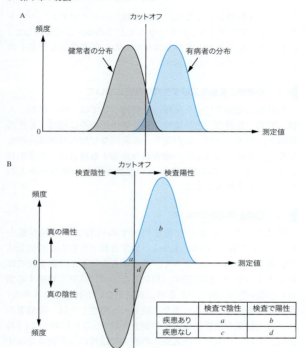

図　検査値の評価方法

1つの臨床検査に着目すると、健常者と有病者で検査値がオーバーラップすることが少なくない。その場合、検査の目的にあわせて、カットオフ値を設定する必要がある（A）。検査値の評価方法として感度と特異度がしばしば用いられる（B）。

　感　度（有病者が検査で陽性になる率）＝$b/(a+b)$
　特異度（有病者でない人が検査で陰性になる率）＝$c/(c+d)$

感度、特異度がともに高い臨床検査が有用性が高い臨床検査といえる。なお、病気の人が検査で陰性となる偽陰性は a に、健康な人が検査で陽性となる偽陽性は d にそれぞれ相当する。

にしかも確実に臨床医に周知する必要があるので，各医療施設はその手順を策定し，医療スタッフにあらかじめ周知しておく必要がある．

▶ 5 検体検査の信頼性の確保について

　基本的に，検体検査の測定値は，同一検体であれば，検査施設や医療機関が異なっても同一となる必要がある．施設間で大きなばらつきがあると，検体検査の信頼性は保たれない．この検査の信頼性を保つために，医療法により種々の規定が定められている．

　第一に，臨床検査を提供できる施設は，衛生検査所の登録をした検査施設と病院などの医療機関のどちらかである．検査を実施する機関は，検査項目ごとに詳細な手順を記載した標準手順書を用意する必要がある．また，標準試薬を用いたキャリブレーションを定期的に行うことで，測定値の正確性を保つ必要がある（これを内部精度管理という）．さらに年に数回，外部の機関からサンプルの提供を受け実際に施設で測定し測定値を届け出ることで，測定値の正確性について検証する必要がある（これを外部精度管理という）．また，検査記録を残すために日誌や台帳を作成することが義務づけられており，2018年12月からは，検体検査の精度の確保にかかる責任者と遺伝子関連・染色体検査の精度の確保にかかる責任者を設置することも義務づけられている．

〔奥山虎之〕

第 2 章
症候から疾患を考える

1 新生児の発熱

neonatal fever

▶ 定義・病態

　何らかの原因で体温のセットポイントが上がり深部体温が37.5℃以上に上昇することを発熱とよぶ．炎症性サイトカイン（IL-1，IL-6，TNF，IFNなど）や微生物由来トキシンは，視床下部の血管内皮細胞におけるPGE_2の産生を促す．PGE_2は体温調整中枢（視索前野）に作用して体温のセットポイントを上げ，熱産生の増加と熱放散の減少とを促進する．

　視索前野は骨格筋におけるふるえ熱産生（シバリング）と褐色脂肪組織における非ふるえ熱産生とを調整する．新生児ではふるえ熱産生がみられない．熱放散の機序には輻射，伝導，対流，蒸発の4つがあり，このうち最も多くを占める輻射（黒体放射）は体表面積に比例する．体重あたりの体表面積が大きい新生児，特に低出生体重児では低体温を防ぐために十分な保温が必要だが，過剰な保温による高体温もまたきたしやすい．

　輻射による熱放散は皮膚温と環境温との差に近似的に比例する．感染など内因性の発熱の場合，皮膚表在の毛細血管の血流量を減らして皮膚温を低くすることで輻射による熱放散を減らす．このため，皮膚温が直腸温より低いことが多い．逆に，高温環境による外因性の高体温であれば，熱放散の促進を反映して皮膚温が直腸温よりも高いことが多い．

表　新生児の高体温の原因

内因性	感染症，頭蓋内出血，けいれん，甲状腺機能亢進症，発熱物質（薬物，輸血など），脱水，無汗症など
外因性	室温，保育器の温度・湿度，人工呼吸器の加湿器の温度，ラジアントウォーマーの出力，着衣の過多・囲い込みなど

最初に行う検査

- 理学所見：末梢冷感，網状チアノーゼ，呻吟・陥没呼吸，無呼吸，体重減少
- バイタルサイン：血圧，心拍数，呼吸数，体温（皮膚温，直腸温）
- 血算：白血球数，血小板数，白血球分画
- 血液生化学検査：CRP，血糖，AST，ALT，LD，CK
- 血液ガス分析：pH，pCO_2，pO_2，乳酸，HCO_3^-
- 甲状腺関連ホルモン：TSH，FT3，FT4
- 尿検査：定性，沈渣
- 髄液検査：細胞数，分画，糖，蛋白
- 細菌培養：血液，髄液，気管分泌物，尿
- 画像検査：X線（胸部・腹部），超音波（頭部，心臓，腹部），CT，MRI

新生児の高体温の診断のための検査として上記があげられる．末梢冷感や網状チアノーゼがみられる場合には感染症を念頭に精査を進める．各種培養や画像検査により感染巣を検索する．髄液検査も積極的に考慮する．

発展的検査

- 感染を繰り返す場合：原発性免疫不全症の精査（フローサイトメトリー，リンパ球幼若化試験，免疫グロブリン分画，IgGサブクラスなど）
- 無汗症（無汗性外胚葉形成不全症など）を強く疑う場合：確定診断として皮膚生検

（米田康太）

2 新生児黄疸

neonatal jaundice

▶ 定義・病態

新生児は生理的に多血で，主なヘモグロビンであるHbFは寿命が90日と短く，生後は赤血球の崩壊が亢進しており，ビリルビンが大量に産生される．また，新生児ではグルクロン酸転移酵素の活性が低く，非抱合型（間接型）ビリルビンが上昇しやすい．さらに，抱合型ビリルビンを再び非抱合型ビリルビンに変え，腸管壁より再吸収する腸肝循環が盛んである．したがって，新生児は生理的に黄疸を示す．生理的黄疸の範囲を超えた病的黄疸には，①生後24時間以内に発症する早発黄疸，②急速に進行する黄疸（T-Bil 5 mg/dL/日以上の上昇），③直接型ビリルビンの高値（D-Bil 2 mg/dL以上），④遷延性黄疸（成熟児で生後2週間以上，早産児で生後3週間以上持続）などがある．アルブミンと結合していないアンバウンドビリルビン（U-Bil）は血液脳関門を通過し，ビリルビン脳症（核黄疸）を発症することがある．

▶ 最初に行う検査

- CBC（Hb, Ht, 網状赤血球），AST/ALT，ALP, LDH, TP/Alb，CRP，IgM，T-Bil/D-Bil/U-Bil
- 溶血が疑われる場合：血液型，直接/間接Coombs試験，成人同型間接Coombs試験，（不規則抗体），末梢血スメア
- 黄疸が遷延する場合：TSH/FT4（甲状腺機能低下の有無）
- D-Bilが有意に上昇している場合：新生児肝炎，胆道閉鎖症，先天性胆道拡張症の精査（腹部超音波），代謝疾患の鑑別（アミノ酸・有機酸分析）

血液検査では，ビリルビン値の他に，貧血や多血，感染の合併の有無を検討する．早発黄疸は溶血によるものが多く，Rh不適合やABO不適合を含む血液型不適合の精査を行う．ABO不適合の場合，成人同型間接Coombs試験が有用である．血液型不適合がなく，溶血が疑われる場合は，赤血球形態異常がないか確認する．D-Bil優位の上昇を認める時は，新生児肝炎などのウイルス感染や先天代謝異常疾患，胆道閉鎖症・先天性胆道拡張症などの外科的疾患も鑑別にあげ，精査を行う．

▶ 発展的検査

- 体質性黄疸を含めた遺伝子検査（Crigler-Najjar症候群，Gilbert症候群の*UGT1A1*など）
- 肝生検

家族性に高ビリルビン血症が遷延する場合には，遺伝子検索や，予後判定をかねて肝生検を行う場合がある．

（岩﨑由佳）

3 新生児のけいれん

neonatal seizure

▶ 定義・病態

けいれんは,「全身または身体の一部の筋群の,不随意かつ発作性の収縮」と定義される.新生児期の"けいれん"は新生児発作と表現されるが,その最大の特徴は,臨床症状と発作時脳波の著しい乖離であり,皮質起源イベントと非皮質起源イベントが混在している.新生児発作の明確な分類や診断基準はいまだ確立されていない.新生児期に"けいれん"を起こす原因疾患を表にあげる.

▶ 最初に行う検査

- 理学所見:けいれん発作の型,バイタルサイン,頭囲,その他の身体所見(頭蓋内圧亢進症状など)
- 血液検査:①血算(白血球数,左方移動の有無,白血球分画,血小板数,Hb,Ht による貧血の有無の評価),②血液生化学(CRP,血糖,電解質,アンモニア,乳酸,ピルビン酸,AST,ALT,LDH,CK,γ-GTP,血中アミノ酸分析),③尿検査(尿中有機酸分析),④凝固系検査,⑤血液ガス分析(pH,乳酸,HCO_3^-,BE,イオン化 Ca など)
- その他:細菌検査,ウイルス検査(血液,髄液など),髄液検査(細胞数,乳酸,ピルビン酸)
- 画像検査:脳超音波,頭部 CT,頭部 MRI(MR angiography,MR spectroscopy など)
- 生理検査:脳波(EEG),aEEG(amplitude-integrated EEG)

表 けいれんを起こす疾患

中枢神経疾患	低酸素性虚血性脳症,頭蓋内出血,水頭症,脳腫瘍
脳血管障害	脳梗塞,動静脈奇形,Galen大静脈瘤
感染症	髄膜炎,脳炎(細菌性,ウイルス性)
代謝性	低血糖,電解質異常(高 Na 血症,低 Na 血症,低 Ca 血症,低 Mg 血症),先天代謝異常症,ミトコンドリア呼吸鎖異常症,核黄疸
脳の形成異常	異所性灰白質,脳回形成異常,脳梁欠損,裂脳症,全前脳胞症,染色体異常,先天奇形症候群,結節性硬化症
その他	新生児てんかん症候群(良性家族性新生児てんかん,良性非家族性新生児けいれん,早期ミオクロニーてんかんなど),薬物離脱症候群

　けいれんを起こしている時に,他に随伴する臨床症状があるかどうかに注意する.臨床症状などから鑑別を進め,上記の検査を考慮する.けいれんの治療と並行して原疾患の治療も行う.

　けいれんの本態に関して,脳波により神経生理学的精査を進める.長時間記録脳波や他のモニタリングと同時記録したマルチグラフによる総合的な解析が必要なことがある.最近は簡便さから aEEG が用いられることも多い.

▶ 発展的検査

- 遺伝性疾患:遺伝学的精査
- 先天代謝異常症・ミトコンドリア呼吸鎖異常症:酵素解析や生検組織による解析

(生田泰久・伊藤裕司)

4 新生児の嘔吐

emesis in newborn babies

定義・病態

新生児の嘔吐は生理的嘔吐と病的嘔吐に大別される．病的嘔吐は，内科的疾患（髄膜炎，敗血症や腸炎などの感染症，頭蓋内出血や水頭症などの中枢神経疾患，電解質異常などの内分泌疾患，消化管アレルギーなどのアレルギー疾患）や消化管の通過障害を伴う外科的疾患（食道閉鎖，肥厚性幽門狭窄症，十二指腸閉鎖，小腸閉鎖，鎖肛など）がある．病的嘔吐は，吐物の性状からある程度鑑別することが可能である（表1）．

最初に行う検査

- 画像検査：X線，超音波（表2）
- 血液検査：血算，生化学，血液ガス，凝固機能
- 髄液検査，各種培養検査
- Apt試験：血性嘔吐の児血と母体血の鑑別
- 便中好酸球検査：新生児-乳児消化管アレルギーの鑑別

発展的検査

- 上部消化管造影，注腸造影，タンデムマス，有機酸分析，アミノ酸分析，頭部CT/MRI，内分泌学的検査（甲状腺機能，副腎機能など）

消化管ガスなどのため腹部超音波の描出が困難であればCTも考慮する．新生児-乳児消化管アレルギーは吐物の性状も

表 1　嘔吐の性状による鑑別

嘔吐の性状		考えうる疾患,病態
非胆汁様	白色泡沫様	食道閉鎖症
	透明～母乳・ミルク様	初期嘔吐,授乳過剰,空気嚥下,特発性嘔吐
		Vater乳頭より口側消化管の通過障害
		低血糖,感染症(髄膜炎,敗血症など),頭蓋内病変(脳出血,脳腫瘍など),SGA,胎児不全
胆汁様		Vater乳頭より肛門側消化管の閉鎖や狭窄,消化管穿孔,壊死性腸炎,胎便性腹膜炎,敗血症などによる麻痺性イレウス
血性		母体血嚥下,急性胃粘膜病変,新生児メレナ

*新生児-乳児消化管アレルギーは様々な嘔吐の性状を呈する.

表 2　嘔吐の診断に key となる X 線像と超音波像

疾患		X線像	超音波像
食道閉鎖症		口側食道盲端の拡張,coil-up sign	
肥厚性幽門狭窄症		胃の拡張,胃壁の凹凸,小腸ガス減少	幽門筋の肥厚,幽門管の延長,胃内容物の停滞
消化管閉鎖	十二指腸閉鎖	double bubble sign	腸管拡張,腸管内液体の充満,腸管壁の浮腫
	高位空腸閉鎖	triple bubble sign	
	小腸閉鎖	multiple bubble sign	
中腸軸捻転		胃泡の拡張と小腸ガス減少	上腸間膜動静脈の走行異常,whirlpool sign
消化管穿孔		free air	肝前面のガス像,腹水
壊死性腸炎		腸管壁内気腫,football sign,門脈内ガス像	腸管壁内ガス,門脈内ガス,腹水
胎便性腹膜炎		腹腔内嚢胞性病変,腹腔内石灰化	限局性嚢胞(内部に snow-storm appearance)
頭蓋内病変			脳出血,脳占拠性病変,水頭症
腎尿路奇形			水腎や水尿管
副腎過形成,副腎出血			副腎の腫大,出血

様々で,画像所見も多岐にわたり,TARC,内視鏡検査なども必要になることがある.

（上原陽治）

5 新生児のチアノーゼ

cyanosis in newborn babies

定義・病態

チアノーゼとは,皮膚・粘膜・指先などが青紫色になることをいう.毛細血管内の還元ヘモグロビン(Hb)5 g/dL以上で出現し,正常新生児の場合はSpO_2が約80%以下で認める.

チアノーゼが,四肢などの末梢の皮膚のみでみられる末梢性と,体幹部でもみられる中心性とに分類される.末梢性とは,末梢の循環不全による部分的な還元Hbの濃度上昇によるものである.原因として生後の循環不全や寒冷刺激,心原性(大動脈縮窄症などでのductal shock)や敗血症性ショックなどがある.中心性とは,動脈血中の還元Hbの濃度上昇によるものであり,胎児Hbが主な新生児では,動脈血中酸素分圧は32〜42 Torr程度まで低下している.原因として呼吸性(呼吸窮迫症候群,肺炎など),心血管性(完全大血管転位症などの先天性心疾患),血液性(メトヘモグロビン血症,多血症など)がある.

最初に行う検査

- SpO_2測定,動脈血ガス分析,試験的高濃度酸素投与
- 血液検査(血算,メトヘモグロビン,CRP,乳酸,血糖)
- 胸部X線,心臓超音波

室内気でSpO_2が90%未満の場合は中心性チアノーゼがあると判断し,鑑別を進める(図).呼吸障害の有無やバイタルの確認も重要である.新生児では,動脈管での右左シャントにより,pre-ductalとpost-ductalでSpO_2の較差が生じる場合があるため,右上肢と下肢で測定することが有用な場合がある.

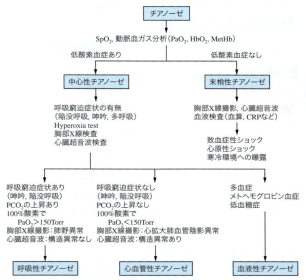

図　チアノーゼ診断のフローチャート

発展的検査

- 先天性心疾患の場合：染色体検査やFISH解析（22q11.2欠失や7q11.23欠失の有無）などの遺伝学的検査

(安孫子　優)

1 やせ・体重増加不良

failure to thrive (FTT)

▶ 定義・病態

定義：①2歳未満では体重身長比（weight-for-height）が75%未満，②成長曲線で体重が-2 SD 未満，③肥満度が-20%未満，④成長曲線で体重がパーセンタイル曲線を2本以上またぐ．やせ・体重増加不良をきたす疾患を表に示す．

評価：成長に必要なエネルギー量を摂取できているかを評価する．自宅での食事内容を3日間ほど記録する食事日記や，入院して食事摂取量を評価する摂食調査は，摂取エネルギー量が適切かの参考になる．離乳期の児では与える食事の量や形態が適切か，児の食への興味や，咀嚼・嚥下の協調運動，親の摂食

表　やせ・体重増加不良をきたす疾患

1.　摂取エネルギー不足
1）供給エネルギー不足：母乳・ミルク不足，調乳ミス，母の育児不安・精神疾患，愛情遮断症候群，被虐待児症候群，拒食症，食物アレルギーなどに対する過度の食事制限
2）経口摂取困難：口唇口蓋裂，巨舌，小顎症，喉頭軟化症，喘息，先天性心疾患，神経筋疾患，染色体異常，口腔・食道の外傷・感染症
2.　摂取エネルギーの喪失
1）嘔吐：胃腸炎，胃食道逆流症，肥厚性幽門狭窄症，Hirshsprung病，食道裂孔ヘルニア，副腎疾患，腎疾患（水腎症など）
2）下痢：胃腸炎，難治性下痢症，乳糖不耐症，食物アレルギー，蛋白漏出性胃腸症，短腸症候群，炎症性腸疾患，免疫不全症，膵機能不全，消化酵素欠損症，胆道閉鎖症，慢性胆汁うっ滞症，慢性腸管感染症
3）腎疾患：慢性腎不全，ネフローゼ症候群，尿細管性アシドーシス，尿崩症
3.　代謝の亢進
甲状腺機能亢進症，低酸素血症（先天性心疾患，慢性肺疾患など），慢性疾患・感染症（HIV，免疫不全症，膠原病，悪性腫瘍，慢性腎不全など）
4.　栄養利用不全
先天性代謝異常，内分泌疾患（副腎機能不全，糖尿病など），染色体異常，慢性肝疾患（肝炎，胆汁うっ滞症，肝硬変など）

の強要（forceful feeding）や，焦燥感，不安，苛立ちの有無をみることも大切である．一般に，健康な乳児の必要栄養量は出生時で 110 kcal/kg，1 歳で 100 kcal/kg とされる．厚生労働省 HP には「日本人の食事摂取基準」が公開されている．

最初に行う検査

- 血液検査：血算，赤沈，血液ガス，生化学（TP, Alb, AST, ALT, ALP, T-Chol, TG, BUN, Cr, Na, K, Cl, Ca, P, Glu, CRP）
- 尿検査：尿比重，pH，尿糖，尿蛋白，尿潜血
- 便検査：便培養，便潜血，便中カルプロテクチン，便中脂肪，便 pH，便中電解質（Na, K, Cl）

十分な栄養量を摂取しているのに，やせや体重増加不良を認める時は，何らかの基礎疾患がある可能性が高くなる．まず，上記の検査を行い，脱水，栄養状態，炎症反応の評価を行う．

発展的検査

- 血液検査：免疫グロブリン（IgG, IgA, IgM），甲状腺機能（TSH, FT4, FT3），成長ホルモン，乳酸・ピルビン酸，染色体検査，HIV 抗体
- 尿検査：尿中アミノ酸，尿中有機酸，尿中カテコラミン
- 便検査：便中 α_1-AT，便寄生虫
- その他：腹部超音波，消化管造影，胸腹部 X 線，骨年齢，骨密度，頭部 CT/MRI，pH モニタリング，上・下部消化管内視鏡，小腸内視鏡，心電図

（清水泰岳）

2 不明熱

fever of unknown origin (FUO)

▶ 定義・病態

　古典的不明熱（classic FUO）は「3週間以上持続する，または2回の外来診察や3日以上の入院を経ても診断のつかない38.3℃以上の発熱」と定義される．文献によっては「初期評価で診断がつかず，少なくとも8〜14日間続く38℃以上の発熱」と定義される．

　鑑別診断は多岐にわたる．主原因は感染症で，特に1歳以下の乳児では呼吸器感染症が大部分を占める．その他の原因として，リウマチ性疾患，悪性腫瘍，過敏性疾患（薬剤熱，過敏性肺炎，血清病など），肉芽腫性疾患，その他（炎症性腸疾患，川崎病，組織球性壊死性リンパ節炎，周期性発熱症候群，周期性好中球減少症，尿崩症，血球貪食症候群，血栓性静脈炎など）がある．感染性の場合，深部膿瘍や臓器の局所感染を鑑別にあげる．渡航歴・動物接触歴によっては寄生虫・スピロヘータ・リケッチアなどによる感染症を考慮する．免疫不全患者では真菌感染症を考える．詳細な病歴聴取のうえ，身体所見の経時的変化を評価しながら，効果的に各種検体検査，画像検査を組み合わせる．

▶ 最初に行う検査

- 血液検査：血算・血液像・末梢血スメア，生化学（Na, K, Cl, BUN, Cr, AST, ALT, LDH, UA, Ca, TP/Alb, Bil, CK, アンモニア），血液ガス，凝固因子，CRP, ESR, グラム染色・培養（2セット）
- 尿検査：尿定性，グラム染色・培養

- 咽頭：培養
- 便検査：潜血，培養，寄生虫・虫卵
- 胸部・腹部 X 線
- 腹部超音波
- 月齢/年齢・病歴・身体所見に応じて初期検査に適宜追加
- 各種迅速抗原検査：溶連菌，アデノウイルス，ロタウイルス，RSV，インフルエンザなど
- 血液検査：甲状腺機能，抗核抗体，リウマトイド因子，補体，免疫グロブリン，フェリチン，β-D-グルカン，ASO/ASK，EBV 抗体，CMV 抗体，BNP
- 脊髄液：細胞数，糖・蛋白，グラム染色，培養
- 便 CD トキシン
- ツベルクリン反応・IGRA（Interferon-gamma release assay）

　何よりも詳細な病歴聴取が診断には不可欠である．現病歴，review of system，出生歴，既往歴，家族歴，社会歴（シックコンタクト，渡航歴，動物接触歴含む），予防接種歴，思春期の女子では産婦人科歴（月経歴，性行為経験歴），薬剤歴，アレルギー歴をすべて確認する．

　head-to-toe（頭部から四肢に至る全身）の身体診察が重要である．皮膚所見がある場合は経時的変化を確認する．外性器や肛門の所見も確認する．

▶ 発展的検査

- 骨髄検査，各種ウイルス PCR，HIV 検査，抗酸菌染色，各種腫瘍マーカー
- 熱源と考えられる臓器の画像検査：CT，MRI，心臓超音波，消化管内視鏡

（阪下和美）

3 浮 腫

edema

定義・病態

浮腫とは，組織間質液の増加に伴って組織間質に体液が異常に増加した状態が一定期間持続した病態をいう．人間の体内の約60％が水分であり，細胞外液はその約1/3（体重の20％）を占める．細胞外液は組織間質液（体重の15％）と血漿（体重の5％）に分類されるが，浮腫は，組織間質液が増加した状態である．浮腫を起こす疾患を表に記す．浮腫の出現は，下記の「Starlingの法則」に従う．

水分移動量＝Kf×（Δ静水圧－Δ膠質浸透圧）

 Kf：毛細血管の透過性

 Δ静水圧：血漿静水圧－組織間質液静水圧

 Δ膠質浸透圧：血漿膠質浸透圧－組織間質液膠質浸透圧

最初に行う検査

- 問診：乏尿の有無，薬剤内服歴，下痢の有無
- 診察：全身性か局所性か，圧痕の有無，紫斑の有無など
- 体重，血圧，脈拍数測定
- 血液検査：血算，生化学，甲状腺機能（TSH，FT3，FT4）
- 尿検査：定性，沈渣，尿蛋白Cr比
- 胸部X線：心胸比，胸水の評価

体液量の増加（毛細血管静水圧の上昇）をきたす疾患（うっ血性心不全，急性糸球体腎炎，急性腎不全）を鑑別するのに，体重や血圧の測定や胸部X線の検査を行う．また，血漿膠質圧低下（血清アルブミンの低下）をきたす疾患（ネフローゼ症候

表 浮腫の主な原因

I．毛細血管静水圧の上昇
A．腎でのナトリウム保持による血漿量の増加 　①うっ血性心不全，②急性糸球体腎炎，急性腎不全，慢性腎不全 B．静脈系の閉塞 　①肝硬変，門脈圧亢進症，肝静脈閉塞，②局所的な静脈閉塞（深部静脈血栓症など）
II．血漿膠質浸透圧の低下（主として血清アルブミン濃度の低下による）
A．ネフローゼ症候群 B．消化器疾患による蛋白漏出 C．肝疾患や栄養不良によるアルブミン合成の低下
III．間質膠質浸透圧の上昇（間質のムコ多糖の蓄積）
A．甲状腺機能低下症
IV．毛細血管透過性の亢進
A．アレルギー反応（アナフィラキシーなど） B．敗血症，炎症 C．熱傷，外傷 D．アレルギー性紫斑病
V．リンパ管の閉塞
A．悪性腫瘍またはその転移や手術後 B．リンパ管炎 C．寄生虫（フィラリア）

群，低栄養，蛋白漏出性胃腸症）や甲状腺疾患を鑑別するため，血液検査や尿検査を行う．

発展的検査

- 血液検査：血液ガス，凝固系，IgG，IgA，IgM，C3，C4，CH_{50}，ASO，ASK，抗核抗体，BNP，HANP，レニン活性，アルドステロン，甲状腺自己抗体など
- 便中 $α_1$-AT 定量（便中蛋白漏出を評価）
- 心電図
- 心臓超音波，腹部超音波，腹部造影 CT
- 蛋白漏出シンチ，胆道シンチ
- 消化管内視鏡，心臓カテーテル，腎生検，肝生検など

浮腫の原因や病態に応じて上記の専門的な検査を進める．

（亀井宏一）

4 関節痛・四肢痛

arthralgia and melalgia

▶ 病態・定義

小児の四肢疼痛の鑑別は容易ではない．診断のためには正確な診察以外に，血液検査・画像検査などを組み合わせて行う．表1に小児の四肢痛の原因を，表2に問診と診察のポイントを示す．

表1 小児四肢痛を認める疾患

感染症	インフルエンザ，風疹，パルボウイルスB19，EBウイルス，B型肝炎，結核，化膿性関節炎・骨髄炎，蜂窩織炎
反応性関節炎	リウマチ熱，溶連菌感染関連関節炎，腸管感染後関節炎
リウマチ性疾患	若年性特発性関節炎，全身性エリテマトーデス，皮膚筋炎，混合性結合組織病，Sjögren症候群，血管炎症候群（IgA血管炎，川崎病，高安動脈炎など），慢性再燃性多発性骨髄炎
自己炎症性疾患	家族性地中海熱，CAPS，TRAPS，サルコイドーシス，Blau症候群，メバロン酸キナーゼ欠損症
血液・腫瘍性疾患	白血病，骨腫瘍，悪性リンパ腫，血管腫，リンパ管腫，血友病
内分泌・代謝性疾患	くる病，ムコ多糖症，Fabry病，壊血病，痛風
神経疾患	Guillain-Barré症候群，末梢神経障害，レストレスレッグス症候群
循環器疾患	チアノーゼ性心疾患に伴う肥大性骨関節症，感染性心内膜炎
整形外科疾患	外傷，先天性股関節脱臼，肘内障，野球肘・テニス肘，大腿骨頭すべり症，Perthes病，Osgood-Schlatter病，先天性骨系統疾患
過可動域	Ehlers-Danlos症候群，Marfan症候群
慢性疼痛性疾患	線維筋痛症，複合性局所疼痛症候群
その他	詐病，身体表現性障害，成長痛

表2 問診と診察のポイント

問 診	①発症時期，②急性発症か慢性発症か，③疼痛部位（時間的空間的多発の有無），④随伴症状（発熱，皮膚粘膜症状，消化器症状など），⑤疼痛の持続時間や日内変動の有無，⑥先行感染，渡航歴，ペット飼育歴，⑦家族歴，⑧既往歴など
診 察	①診察室入室時の歩容（跛行など），②疼痛による表情の変化，③筋力，④視診（皮疹や関節腫脹など），⑤触診（関節の熱感・腫脹・可動域制限，把握痛，筋力低下）※とくに触診時の逃避反射や表情は痛みを訴えられない小児においては客観的な根拠

最初に行う検査

- 一般的な炎症検査：血算・血液像，赤沈，CRP，凝固検査，補体価（CH_{50}・C3・C4），IgG，抗核抗体，リウマチ因子，尿中 $β_2$-MG
- 関節炎：MMP-3，抗 CCP 抗体
- 筋炎：AST・LDH，アルドラーゼ，ミオグロブリン
- 血管炎：FDP・D ダイマー，MPO-ANCA，PR3-ANCA
- 単純 X 線：関節炎による骨びらん・関節破壊，腫瘍による骨膜反応，軟部組織の腫脹など（炎症部位の手がかり）

慢性炎症がある場合，IgG 上昇に加え，アルブミン低下やヘモグロビン低下（貧血），低 Na 血症などを認める．関節型若年性特発性関節炎の初期では炎症反応上昇が認められないこともあるので注意が必要である．また自己抗体が関与する全身性エリテマトーデス（SLE）や皮膚筋炎などは CRP 上昇が起こりにくく，SLE や Sjögren 症候群では白血球数低下を認めることが多い．

発展的検査

- 超音波検査：関節炎（関節液貯留やその性状，滑膜肥厚や滑膜血流の増加など）
- CT 検査：リンパ節腫脹や血管炎（造影が必要．血管壁狭窄や拡張など）
- MRI 検査：関節滑膜の炎症（造影 MRI），筋炎，骨髄炎
- 疾患特異的自己抗体：続発性の関節炎（SLE，Sjögren 症候群），皮膚筋炎のマーカー

上記画像検査で炎症部位が同定できない場合は炎症シンチグラムや PET-CT なども診断の一助となることがある．

〈小椋雅夫〉

5 リンパ節腫脹

lymphadenopathy

▶ 定義・病態

小児において，頸部，腋窩リンパ節では1cm以上，鼠径リンパ節では1.5cm以上の場合に，リンパ節腫脹と評価する．鎖骨上リンパ節が触知される場合は異常なことが多く，特に左鎖骨上リンパ節（Virchowリンパ節）腫大は腹部悪性腫瘍の転移を示唆する．

リンパ節腫脹を生じる代表的な原因を表1に示す．はじめに感染徴候，リンパ節腫脹の時間的経過，痛み，薬剤，予防接種，盗汗・体重減少，ペット飼育など鑑別診断に必要な病歴を聴取する．腫脹しているリンパ節の大きさ，硬さ，可動性，表面の性状，熱感，圧痛，瘻孔形成を評価するとともに，鑑別診断に必要な全身の理学所見を評価する．

▶ 最初に行う検査

図にリンパ節腫脹鑑別のためのフローチャートを示す．

表1 リンパ節腫脹を生じる代表的原因

感染症	化膿性リンパ節炎，伝染性単核球症（EBV，CMV），風疹，麻疹，水痘，HIV，HTLV，猫ひっかき病，結核，ブルセラ，トキソプラズマ症
悪性腫瘍	悪性リンパ腫，白血病，リンパ増殖性疾患，ランゲルハンス細胞組織球症，転移性腫瘍
自己免疫	全身性エリテマトーデス，若年性特発性関節炎，皮膚筋炎，Sjögren症候群
脂質蓄積	Gaucher病，Niemann-Pick病
医原性	血清病，薬剤性（アロプリノール，フェニトイン，カルバマゼピンなど）
その他	川崎病，亜急性壊死性リンパ節炎，サルコイドーシス，Castleman病

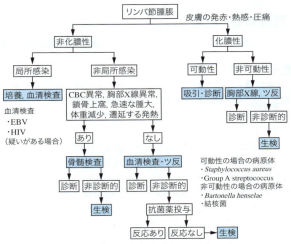

図　リンパ節腫脹鑑別のためのフローチャート

発展的検査

リンパ節生検はより侵襲の低い検査による診断が困難な場合にのみ適応となる（表2）．生検検体では病理組織検査，病原体検査などを行う．

表2　リンパ節生検の適応

- 持続的，進行性のリンパ節腫脹（感染徴候が明らかでない場合には6週以上の経過）
- 感染徴候が明らかでない2.5 cm以上のリンパ節腫脹
- 鎖骨上リンパ節腫脹
- 全身症状を伴うリンパ節腫脹

（大隅朋生）

6 過体重・肥満

over weight and obesity

定義・病態

「過体重」とは年齢・性別・身長に比較して体重が過剰である状態,「肥満」は脂肪の蓄積により肥満度が一定以上になった状態をいう. さらに「肥満症」とは肥満に起因・関連する医学的異常を合併する状態である.

肥満度は, 実測体重と標準体重 (表1) の差を標準体重で除して算出する. 幼児では肥満度15%以上は太りぎみ, 20%以上はやや太りすぎ, 30%以上は太りすぎとされ, 学童では肥満度20%以上を軽度肥満, 30%以上を中等度肥満, 50%以上を高度肥満とする. 乳児期にはこの判定は適応されず, 次に述べる症候性(二次性)肥満以外は治療の対象とはならない.

表1 標準体重の算出法(Xに実測身長(cm)を挿入して算出)

		基準	標準体重算出式
男児	幼児期	6歳未満, 身長70 cm 以上120 cm 未満	$0.00206X^2 - 0.1166X + 6.5273$
	学童	6歳以上, 身長101 cm 以上140 cm 未満	$0.0000303882X^3 - 0.00571495X^2 + 0.508124X - 9.17791$
		6歳以上, 身長140 cm 以上149 cm 未満	$-0.000085013X^3 + 0.0370692X^2 - 4.6558X + 191.847$
		6歳以上, 149 cm 以上184 cm 未満	$-0.000310205X^3 + 0.151159X^2 - 23.6303X + 1231.04$
女児	幼児期	6歳未満, 身長70 cm 以上120 cm 未満	$0.00249X^2 - 0.1858X + 9.0360$
	学童	6歳以上, 身長101 cm 以上140 cm 未満	$0.000127719X^3 - 0.0414712X^2 + 4.8575X - 184.492$
		6歳以上, 身長140 cm 以上149 cm 未満	$-0.00178766X^3 + 0.803922X^2 - 119.31X + 5885.03$
		6歳以上, 149 cm 以上171 cm 未満	$0.000956401X^3 - 0.462755X^2 + 75.3058X - 4068.31$

最初に行う検査

- 症候性（二次性）肥満（表2）が疑われる場合：原病の診断
- 肥満の発症時期の推測：身長・体重から肥満の程度を評価，過去のデータを収集
- メタボリックシンドローム他，合併症の有無の判定：血圧，腹囲，空腹時採血で血糖，インスリン，中性脂肪，随時採血で総コレステロール，LDLコレステロール，HDLコレステロール，尿酸，HbA1c，肝機能（γ-GTP）

表2 症候性（二次性）肥満とその病因

内分泌性肥満	Cushing症候群，甲状腺機能低下症，偽性副甲状腺機能低下症，インスリノーマ，多嚢胞性卵巣症候群など
先天異常症候群	Bardet-Biedl症候群，Prader-Willi症候群，Turner症候群，Down症候群など
視床下部性肥満	間脳腫瘍，Fröhlich症候群など
薬物による肥満	抗てんかん薬，副腎皮質ホルモンなど
運動制限による肥満	腎疾患，喘息，心疾患，精神運動発達遅滞などに伴うもの

発展的検査

- 経口糖負荷試験：耐糖能の評価
- 画像検査：腹部超音波〔脂肪肝（あわせて副腎腫瘍と女児の多嚢胞性卵巣症候群）〕，頸部超音波（頸動脈中膜肥厚），臍高位CT（内臓脂肪・皮下脂肪計測）
- DEXA法：体脂肪率計測
- スリープスタディ：睡眠時無呼吸の検索
- 高感度CRP：内臓脂肪量やインスリン抵抗性，動脈硬化リスクと密接に関連する簡便な指標

（堀川玲子）

7 高血圧

hypertension

定義・病態

高血圧の診断は,米国小児の高血圧の基準表を用いる(表1, 2).Stage 1(S1)は,収縮期血圧が95パーセンタイルを超えている場合もしくは13歳以上の場合は収縮期血圧130 mmHgを超える場合のどちらか低いほうと定義され,Stage 2(S2)は,収縮期血圧が95パーセンタイル+12 mmHgを超える場合もしくは13歳以上の場合は収縮期血圧140 mmHgを超える場合のどちらか低いほうと定義されている.

血圧を正確に評価するためには適切な大きさのカフを用いる必要がある.カフは,幅が上腕周囲長の40%(目安:生後3か月未満3 cm,3か月〜3歳5 cm,3〜6歳5 cm,6〜9歳9 cm,9歳以上12 cm,成人14 cm)を用いる.カフが狭いと血圧は高めに,広いと低めとなる.

遺伝的な素因や肥満や生活習慣によるもの(本態性高血圧)と,基礎疾患があるもの(二次性高血圧)に分類される.

最初に行う検査

- 問診:家族歴,周産期歴,薬剤内服状況
- 体重測定
- 血液検査:血算,生化学,甲状腺機能(TSH, FT3, FT4),レニン活性,アルドステロン,BNP
- 尿検査(定性,沈渣)
- 胸部X線(心胸比)
- 腹部超音波

表1 男児の血圧の基準値

年齢（歳）	男児							
1	身長 (cm)	77.2	78.3	80.2	82.4	84.6	86.7	87.9
	S1	102	102	103	103	104	105	105
	S2	114	114	115	115	116	117	117
2	身長 (cm)	86.1	87.4	89.6	92.1	94.7	97.1	98.5
	S1	104	105	105	106	107	107	108
	S2	116	117	117	118	119	119	120
3	身長 (cm)	92.5	93.9	96.3	99	101.8	104.3	105.8
	S1	106	106	107	107	108	109	109
	S2	118	118	119	119	120	121	121
4	身長 (cm)	98.5	100.2	102.9	105.9	108.9	111.5	113.2
	S1	107	107	108	108	109	110	110
	S2	119	119	120	120	121	122	122
5	身長 (cm)	104.4	106.2	109.1	112.4	115.7	118.6	120.3
	S1	107	108	109	109	110	111	112
	S2	119	120	121	121	122	123	124
6	身長 (cm)	110.3	112.2	115.3	118.9	122.4	125.6	127.5
	S1	108	109	110	111	112	113	114
	S2	120	121	122	123	124	125	126
7	身長 (cm)	116.1	118	121.4	125.1	128.9	132.4	134.5
	S1	110	110	111	112	114	115	116
	S2	122	122	123	124	126	127	128
8	身長 (cm)	121.4	123.5	127	131	135.1	138.8	141
	S1	111	112	112	114	115	116	117
	S2	123	124	124	126	127	128	129
9	身長 (cm)	126	128.3	132.1	136.3	140.7	144.7	147.1
	S1	112	112	113	115	116	118	119
	S2	124	124	125	127	128	130	131
10	身長 (cm)	130.2	132.7	136.7	141.3	145.9	150.1	152.7
	S1	112	113	114	116	118	120	121
	S2	124	125	126	128	130	132	133
11	身長 (cm)	134.7	137.3	141.5	146.4	151.3	155.8	158.6
	S1	114	114	116	118	120	123	124
	S2	126	126	128	130	132	135	136
12	身長 (cm)	140.3	143	147.5	152.7	157.9	162.6	165.5
	S1	116	117	118	121	124	126	128
	S2	128	129	130	133	136	138	140
13	身長 (cm)	147	150	154.9	160.3	165.7	170.5	173.4
	S1	119	120	122	125	128	130	130
	S2	131	132	134	137	140	140	140
14	身長 (cm)	153.8	156.9	162	167.5	172.7	177.4	180.1
	S1	123	125	127	130	130	130	130
	S2	135	137	139	140	140	140	140
15	身長 (cm)	159	162	166.9	172.2	177.2	181.6	184.2
	S1	127	129	130	130	130	130	130
	S2	139	140	140	140	140	140	140

表2 女児の血圧の基準値

年齢(歳)		女児						
1	身長 (cm)	75.4	76.6	78.6	80.8	83	84.9	86.1
	S1	101	102	102	103	104	105	105
	S2	113	114	114	115	116	117	117
2	身長 (cm)	84.9	86.3	88.6	91.1	93.7	96	97.4
	S1	104	105	106	106	107	108	109
	S2	116	117	118	118	119	120	121
3	身長 (cm)	91	92.4	94.9	97.6	100.5	103.1	104.6
	S1	106	106	107	108	109	110	110
	S2	118	118	119	120	121	122	122
4	身長 (cm)	97.2	98.8	101.4	104.5	107.6	110.5	112.2
	S1	107	108	109	109	110	111	112
	S2	119	120	121	121	122	123	124
5	身長 (cm)	103.6	105.3	108.2	111.5	114.9	118.1	120
	S1	108	109	109	110	111	112	113
	S2	120	121	121	122	123	124	125
6	身長 (cm)	110	111.8	114.9	118.4	122.1	125.6	127.7
	S1	109	109	110	111	112	113	114
	S2	121	121	122	123	124	125	126
7	身長 (cm)	115.9	117.8	121.1	124.9	128.8	132.5	134.7
	S1	109	110	111	112	113	114	115
	S2	121	122	123	124	125	126	127
8	身長 (cm)	121	123	126.5	130.6	134.7	138.5	140.9
	S1	110	111	112	113	115	116	117
	S2	122	123	124	125	127	128	129
9	身長 (cm)	125.3	127.6	131.3	135.6	140.1	144.1	146.6
	S1	112	112	113	114	116	117	118
	S2	124	124	125	126	128	129	130
10	身長 (cm)	129.7	132.2	136.3	141	145.8	150.2	152.8
	S1	113	114	114	116	117	119	120
	S2	125	126	126	128	129	131	132
11	身長 (cm)	135.6	138.3	142.8	147.8	152.8	157.3	160
	S1	115	116	117	118	120	123	124
	S2	127	128	129	130	132	135	136
12	身長 (cm)	142.8	145.5	149.9	154.8	159.6	163.8	166.4
	S1	118	119	120	122	124	125	126
	S2	130	131	132	134	136	137	138
13	身長 (cm)	148.1	150.6	154.7	159.2	163.7	167.8	170.2
	S1	121	122	123	124	126	126	127
	S2	133	134	135	136	138	138	139
14	身長 (cm)	150.6	153	156.9	161.3	165.7	169.7	172.1
	S1	123	123	124	125	126	127	127
	S2	135	135	136	137	138	139	139
15	身長 (cm)	151.7	154	157.9	162.3	166.7	170.6	173
	S1	124	125	125	126	127	127	128
	S2	136	136	137	138	139	139	140

まずは頻度の高い本態性高血圧を考え，問診，体重測定などを行う．小児高血圧症例の約50％に家族歴がみられるため，遺伝素因は重要である．早産や低出生体重児によるネフロン数の減少も，高血圧の原因となりうるので，周産期歴も忘れずに聴取する．二次性高血圧のなかでも頻度の高い腎実質性や腎血管性をまず鑑別する．薬剤ではステロイドやカルシニューリン阻害薬などが重要である．

発展的検査

- 急性糸球体腎炎：C3，C4，血清補体価，ASO，ASK，咽頭培養
- 急速進行性糸球体腎炎：ANCA，抗GBM抗体，腎生検など
- 多発性囊胞腎：MRIなど
- その他の急性/慢性腎障害：各種画像検査，腎生検など
- 腎瘢痕に伴うもの（水腎症や逆流性腎症など）：VCG，DMSA，MRI/MRUなど
- 腎血管性（大動脈炎症候群，線維筋性異形成など）：造影CT，MRI，腎動脈造影など
- 甲状腺機能亢進症：甲状腺自己抗体など
- 副腎疾患（先天性副腎過形成，Cushing症候群，原発性アルドステロン症，レニン産生腫瘍など）：ACTH，コルチゾル，レニン，アルドステロン，CT，MRIなど
- 褐色細胞腫：血中/尿中カテコラミン，MIBGシンチ
- 神経芽細胞腫：尿中VMA，尿中HVA，CT，MRI
- 中枢性（脳腫瘍，頭蓋内圧亢進症など）：頭部CT，MRIなど

必要に応じて上記の専門的な検査を進める．なお，高血圧性心筋症や網膜症の有無を評価するため，心臓超音波検査や眼底検査も行う．

（亀井宏一）

8 不整脈（頻脈・徐脈）

arrhythmia

▶定義・病態

　自律神経の興奮や心臓の基礎疾患によって心筋の刺激伝導系に異常が生じ，脈が乱れることを不整脈といい，大きく頻脈性不整脈と徐脈性不整脈の2つに分かれる．頻脈性不整脈（頻脈）は，脈が速くなる不整脈で，頻脈が起こると，胸がドキドキする，めまい，立ちくらみ，失神，けいれんといった症状が出現し，死に至ることもある．徐脈性不整脈（徐脈）は脈が遅くなる不整脈で，脈拍が少ないため，日常生活や運動に必要な酸素を，からだに十分に供給することができない．このため，めまい，息切れ，失神を引き起こす．

　頻脈性不整脈の原因は，先天性心疾患，弁膜症，心筋症，冠動脈疾患，心筋炎，甲状腺疾患，電解質異常，心理的ストレスなどがあげられる．小児は心房・房室結節から上位からの頻脈が多く，心房頻拍，房室回帰性頻拍（WPW症候群），房室結節回帰性頻脈などが原因となる．心室性の頻脈は多くない．徐脈性不整脈の原因は，遺伝性疾患，心筋梗塞，洞結節の機能異常である洞不全症候群，刺激の伝導が障害されるブロックなどがある．洞結節と心房の間のブロックを洞房ブロック，心房と心室の間のブロックを房室ブロックとよぶ．

▶最初に行う検査

- 12誘導心電図，胸部X線，Holter心電図，運動負荷心電図，心臓超音波，血液検査（電解質，ヘモグロビン濃度，甲状腺機能，BNP，心筋トロポニンT）

12誘導心電図検査は必須である．診断には発作時の心電図が必要である．発作開始時，終息時の記録があればなおよい．しかし12誘導心電図で発作を記録するのは容易ではなく，24時間Holter心電図で不整脈自体の検出やその頻度，継続時間などを記録する．発作を誘発させたり，運動との関連を調べたりするための運動負荷心電図，基礎疾患の有無の評価のため胸部X線，心臓超音波も施行する．血液検査で，電解質異常，貧血の有無，甲状腺異常の検出，心不全の有無などの評価のためBNP，心筋炎や冠動脈疾患の評価のため心筋トロポニンTなどを評価する．

▶ 発展的検査

> ● 携帯型心電図，簡易イベントレコーダー，イベントレコーダー，ループレコーダー，ヘッドアップティルト試験，心臓カテーテル検査（電気生理検査）

　簡易イベントレコーダーや携帯型心電図は，発作が起きたとき，胸に当てるだけで記録でき，入手しやすく市販もされている．イベントレコーダーはHolter心電図よりも長く，約2〜3週間ほど心電図を記録できる装置である．ループレコーダーは，ペースメーカーのように皮膚内に植え込む心電図装置である．植え込みには局所麻酔による小手術が必要である．2〜3年ほど体内に植え込んだままにし，外部機器によってデータを受信する．ヘッドアップティルト試験は自律神経が関与する失神の精査に使用する．心臓カテーテル検査は，正確な診断と基礎心疾患の精査，治療方法を検討するために施行し，同時に治療も可能である．

（小野　博）

9 胸　痛

chest pain

▶ 定義・病態

　胸痛の表現は様々で,「胸が痛い」,「胸が締めつけられる」,「胸が重い」など表現されるが,すべて胸痛としている．学童期以降に多く,また年少児において,その客観的信頼性は乏しい．家族は「心臓が悪いのでは」と心配して来院することが多いが,実際心疾患が原因となる胸痛は,頻度として少なく,せいぜい5%である．最も多い原因は,特発性胸痛（要するに原因不明）であり,その他,心因性,肋軟骨炎,骨・筋肉の外傷,呼吸器疾患（肺炎,気胸など）,胃食道などの消化器疾患である（図）．ただ予後を考えるとまず心疾患の否定が優先されるため,心疾患を中心に述べる．胸痛をきたしうる心疾患を表に示す．

▶ 最初に行う検査

- 詳細な問診・胸痛の出現様式・性質・部位・程度・家族歴・既往歴
- 身体所見：身体的特徴・血圧・心音・心雑音・呼吸音
- 心電図：ST上昇・低下の有無,異常Q波,不整脈
- 胸部X線：心拡大,大動脈陰影,胸水,気胸,骨の異常陰影

　心原性の診断において最も重要なのは問診・身体所見である．運動時のみの胸痛は冠動脈（起始・走行）異常などを疑う．大動脈弁狭窄や閉塞型肥大型心筋症も運動時に多く,めまい,失神を伴うことが多い．不整脈では上室性頻拍の頻度は高い．心膜炎では先行感染を認めることが多く,吸気や臥位時に増強

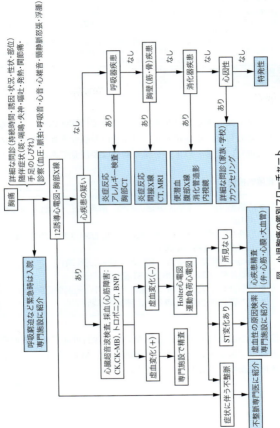

図 小児胸痛の鑑別フローチャート

表　小児期に胸痛をきたしうる心疾患

冠動脈疾患 (虚血・梗塞)	冠動脈起始・走行異常，冠動脈開口部狭窄，川崎病（冠動脈瘤・狭窄），大動脈炎症候群（冠動脈狭窄），家族性高コレステロール血症，大血管転位術後
心血管異常	閉塞性肥大型心筋症，大動脈弁狭窄，重症肺動脈弁狭窄，肺動脈性肺高血圧，肺動脈血栓塞栓症，大動脈解離（Marfan症候群，Loeys-Dietz症候群），僧帽弁逸脱（小児ではまれ）
不整脈	上室性頻拍，心室頻拍，同機能不全など
感　染	心膜炎，心筋炎，感染性心内膜炎

し，座位で減弱することが多い．心筋炎では胸痛以外の多彩な症状が認められ，重症化する．顔面蒼白や嘔吐を伴う強い痛みや，運動時に失神・めまいを伴う場合は要注意である．

▶ 発展的検査

- 心臓超音波：器質的心疾患の診断，肺高血圧，心筋炎・心膜炎の診断
- 心筋逸脱酵素の検体検査：AST，ALT，LDH，CPK，CK-MB，トロポニンIもしくはT
- Holter心電図：不整脈，ST変化（特に労作時）
- 運動負荷心電図：不整脈，ST変化の評価
- 冠動脈CT，心臓MRI，心臓カテーテル，冠動脈造影
- 心内膜心筋生検：心筋炎・心筋症の診断

器質的心疾患は心臓超音波検査で概ね診断可能だが，冠動脈疾患などで診断困難な場合は，冠動脈CT，MRI，冠動脈造影など各種検査の組み合わせで診断する．

(三﨑泰志)

MEMO

10 腹 痛

abdominal pain

定義・病態

　腹痛は，日常の小児診療の中で多くみられる訴えの1つであるが，その原因は多岐にわたる．腹痛はその病態により，内臓痛，体性痛，関連痛の3つに分類される．内臓痛は管腔臓器の筋層や漿膜の過伸展や異常収縮，もしくは実質臓器の腫大による被膜の伸展などにより引き起こされる．体性痛は壁側腹膜，腸間膜，横隔膜などでの炎症や刺激により起こり，関連痛は，強い内臓痛が脊髄内で隣接する神経線維を刺激して，対応する皮膚分節に痛みが投影されることにより生じる．表に小児期の腹痛の主な原因を示す．

最初に行う検査

　小児診療で遭遇する腹痛の多くは軽症で，病歴聴取と身体診

表　腹痛の鑑別疾患

機能性腹痛	器質的疾患			
	消化器系	肝胆膵	泌尿生殖系	その他
乳児コリック 機能性ディスペプシア 過敏性腸症候群 など	便秘症 逆流性食道炎 胃十二指腸炎 消化性潰瘍 好酸球性胃腸炎 急性虫垂炎 炎症性腸疾患 血管性紫斑病 腸重積症 腸閉塞 胃・腸軸捻転 消化管穿孔 ヘルニア嵌頓など	急性肝炎 急性・慢性膵炎 胆嚢炎 胆石症など	尿路感染症 尿路結石 水腎症 精巣炎 精巣捻転 卵巣軸捻転 月経痛 子宮内膜症 性感染症など	呼吸器感染症 胸膜炎 腹膜炎 腸間膜リンパ節炎 ポルフィリン症 家族性地中海熱 心筋梗塞 脾梗塞 腹部外傷など

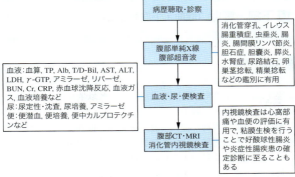

図　腹痛患者の評価の進め方

察のみで診断と治療に至り，臨床検査を要さない．しかしながら，急性腹症など，臨床検査による速やかな診断と治療が生命予後に影響することもあり，適応がある患者では，常に腹痛の原因を考えながら必要な検査を進めていく．臨床検査の進め方を図に示す．画像としては腹部単純 X 線と腹部超音波が比較的容易に行われ，血液検査・尿検査も患者の重症度や鑑別疾患の評価に有用である．

▶ 発展的検査

上記にて診断がつかない場合や鑑別を要している疾患によっては CT・MRI や消化管内視鏡検査が検討されるべきである．乳幼児であっても，内視鏡検査は可能であり，適応があると思われる症例では，対応可能な施設への相談を怠るべきではない．

〈新井勝大〉

11 下痢・嘔吐（吐血・下血を含む）

diarrhea and emesis

定義・病態

下痢：便中の水分量が増加した状態で，便回数の増加も伴う．2週間以内に改善する急性下痢症と，それ以上持続する慢性下痢症に大別される（表1）．

嘔吐：胃の内容物が口腔を経て強制的に体外へ排出される状態である．有害物質の体外への放出や，消化管閉塞や運動障害により生じた圧を軽減するための反射である（表2）．

吐血・下血：吐血はTreitz靱帯より口側の上部消化管出血による徴候で，下血は全消化管部位からの出血が原因となりうる．

最初に行う検査

血算・生化学・血液ガスなどで輸液・輸血需要など全身状態を評価し，モニタリングとバイタルサインの安定化を図りながら原因検索を行う．基礎疾患や症状の推移（急性・慢性），出血

表1　下痢症の分類

急性	腸管感染症	ウイルス（ノロ，ロタ，アデノなど），細菌（病原性大腸菌，サルモネラ，カンピロバクターなど）
	腸管外感染症	中耳炎，肺炎，尿路感染，敗血症
	その他	食物アレルギー，薬剤性など
慢性	分泌性	細菌毒素（大腸菌など），ホルモン産生腫瘍，胆汁酸吸収障害（回盲部切除後），偽膜性大腸炎
	浸透圧性	脂質吸収不全（膵外分泌異常，胆汁うっ滞など），糖質吸収不全（乳糖不耐症など），非吸収性溶質摂取（ソルビトール，ラクツロース，酸化マグネシウムなど）
	腸管蠕動異常	蠕動亢進：過敏性腸症候群，甲状腺機能亢進症 蠕動低下：糖尿病，慢性偽性腸閉塞など
	吸収面積減少	短腸症候群，セリアック病
	炎症性	潰瘍性大腸炎，Crohn病，感染性腸炎

表2 嘔吐の原因

	乳児期	幼児期	学童期以降
感染症	胃腸炎 髄膜炎・脳炎 中耳炎 気道感染症 尿路感染症	胃腸炎 髄膜炎・脳炎 気道感染症	胃腸炎 髄膜炎・脳炎 気道感染症 急性虫垂炎 急性肝炎,心筋炎
解剖学的異常	鼠径ヘルニア嵌頓 Hirschsprung病 輪状膵 膵胆管合流異常症	鼠径ヘルニア嵌頓 腸回転異常症 膵胆管合流異常症	潰瘍・癒着による閉塞 鼠径ヘルニア嵌頓 上腸間膜動脈症候群
消化器疾患	肥厚性幽門狭窄症 胃食道逆流症 腸重積症 急性膵炎	腸重積症 胃食道逆流症 胃十二指腸潰瘍 急性膵炎	胃食道逆流症 胃十二指腸潰瘍 急性膵炎 腹部外傷
神経疾患	頭蓋内出血 急性脳症	頭蓋内出血 急性脳症 脳腫瘍 てんかん	脳腫瘍 頭蓋内出血 急性脳症 片頭痛,てんかん
代謝疾患	先天性代謝異常症 内分泌疾患	糖尿病性ケトアシドーシス ケトン性低血糖症	糖尿病性ケトアシドーシス ケトン血性嘔吐症
その他	食物アレルギー 薬物中毒 呑気症	周期性嘔吐症 薬物中毒	周期性嘔吐症 薬物中毒 心因性摂食障害

の有無,随伴症状の聴取と身体診察から病態・出血源を推定し,生化学検査と画像検査を組み合わせて鑑別を進める(図1,2).特に,排泄物の量や性状,排泄時の観察は非常に有用である.下血を含む小児の下痢・嘔吐は,感染症由来である頻度が高く,便培養を中心に各種迅速検査を施行することで確定診断に至ることも多い.腹部超音波検査は特に急性期の患者に対して積極的に行う.

▶ 発展的検査

必要に応じて消化管内視鏡検査を施行可能な施設へ搬送する.

(竹内一朗)

44　第2章●症候から疾患を考える

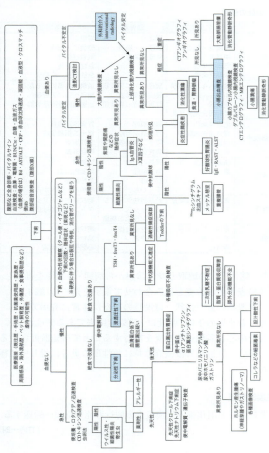

図1　下痢・血便の検査フローチャート

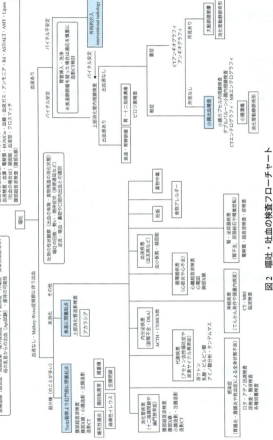

図2 嘔吐・吐血の検査フローチャート

12 黄 疸

jaundice

定義・病態

黄疸とは，肝臓が胆汁を作って排泄するまでの過程に障害が起こり，血液や体に胆汁の成分があふれ，体が黄色くなることを指す．ビリルビンは大部分が，ヘモグロビンが分解されてできたヘム色素から産生されるが，この非抱合型ビリルビン（間接型ビリルビン：I-Bil）が肝ミクロソームでグルクロン酸と抱合され，水溶性の抱合型ビリルビン（直接型ビリルビン：D-Bil）となって十二指腸に排泄される．

I-Bil と D-Bil の和が総ビリルビン（T-Bil）である．一般的に，血中 T-Bil 値が 5 mg/dL を越えると「黄疸」があると認識される．I-Bil 優位の黄疸は，皮膚で黄疸を観察できるが球結膜には認めず，D-Bil 優位の黄疸は，皮膚と球結膜の両方で観察できることが多い．

最初に行う検査

- 血中 T-Bil，D-Bil，AST，ALT，LDH，γGTP，総胆汁酸，総コレステロール，血液凝固検査（PT，HPT など），アンモニア，CBC（網状赤血球も），ハプトグロビン，CRP，検尿

発展的検査

図のフローチャートに合わせて，超音波検査や MR 胆管膵管撮影（MRCP）など画像検査，各種ウイルス抗体価，免疫学的検査，アミノ酸分析，尿中銅，尿中胆汁酸分析，遺伝子診断などを行う．胆道閉鎖症を否定できない場合は，開腹下あるいは

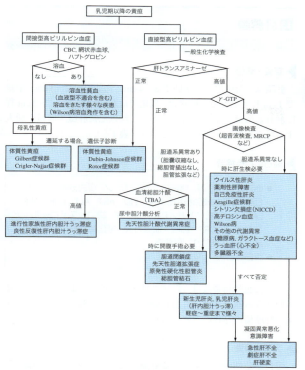

図　黄疸鑑別フローチャート

腹腔鏡下での肝生検および肝組織学的検査と，術中胆道造影が有用である．

（窪田　満）

13 肝脾腫

hepatosplenomegaly

▶ 定義・病態

肝臓は，新生児で右季肋下3〜4cm，乳幼児で2〜3cm，学童で1cm程度触れる．脾臓は，乳児では左肋骨縁下に1〜2cm程度触れるのは正常範囲内である．これ以上に肝臓，脾臓が腫大する場合を肝腫大，脾腫大という（表1）．

▶ 最初に行う検査

- 血液検査（血算，総蛋白，アルブミン，蛋白分画，総ビリルビン，ビリルビン分画，総胆汁酸，AST，ALT，LDH，ALP，LAP，γ-GTP，コリンエステラーゼ，総コレステロール，アンモニア，CRP，血糖，血液ガス，凝固能検査，凝固因子，ハプトグロビン），尿検査
- 腹部超音波

とくに腹部超音波は，びまん性・局所性腫大および肝内・肝外胆汁うっ滞の鑑別，肝血行動態の把握，胆管病変・門脈圧亢進・肝腫瘍の存在の診断に有用である．

▶ 発展的検査

慢性か急性か，年齢による好発疾患，一般検査結果と臨床所見などの総合的な情報に基づいて疑われる疾患を絞り込み，確定診断に有用な検査を選択する（表2）．

（小須賀基通）

13 肝脾腫

表1 肝腫大・脾腫大を示す疾患

肝腫大	感染性炎症	急性ウイルス肝炎, EBウイルス感染症, サイトメガロウイルス感染症, トキソプラズマ, エキノコックス症, 先天梅毒, ブルセラ, レプトスピラ症, 肝膿瘍, ウイルス関連血球貪食症候群
	非感染性炎症	自己免疫疾患（全身性エリテマトーデス, Felty症候群, 関節リウマチ, 原発性硬化性胆管炎）, サルコイドーシス
	代謝異常症	ライソゾーム病(Gaucher病, Niemann-Pick病, Wolman病, ムコ多糖症, ムコリピドーシス, ライソゾーム酸性リパーゼ欠損症), 糖原病, Wilson病, α₁アンチトリプシン欠損症, 尿素サイクル異常症, 脂肪酸代謝異常症, シトリン欠損症
	門脈圧亢進	うっ血性心不全, 収縮性心膜炎, 肝硬変, 肝線維症, 特発性門脈圧亢進症, 肝外門脈閉塞症, Budd-Chiari症候群
	胆汁うっ滞	新生児肝炎, 進行性家族性胆汁うっ滞, 肝内胆管形成不全, Aragile症候群, 胆道閉鎖症, 総胆管拡張症, 先天性肝線維症
	腫瘍性疾患	肝芽腫, 肝細胞癌, 神経芽腫, 多発性肝血管腫, 悪性リンパ腫, ランゲルハンス細胞組織球症, 真性赤血球増加症, 白血病の髄外浸潤
	その他	アミロイドーシス, 新生児ヘモクロマトーシス, 脂肪肝, 薬物性肝障害
脾腫大	感染性炎症	EBウイルス感染症, 先天梅毒, マラリア, サイトメガロウイルス感染症, 先天性トキソプラズマ症, ウイルス関連血球貪食症候群
	非感染性炎症	自己免疫疾患（全身性エリテマトーデス, Felty症候群, 関節リウマチ）, サルコイドーシス
	代謝異常症	ライソゾーム病(Gaucher病, Niemann-Pick病, Wolman病, ムコ多糖症, ムコリピドーシス, ライソゾーム酸性リパーゼ欠損症), 糖原病I型, Wilson病, ヘモクロマトーシス
	門脈圧亢進	うっ血性心不全, 収縮性心膜炎, 肝硬変, 肝線維症, 特発性門脈圧亢進症, 肝外門脈閉塞症, Budd-Chiari症候群
	腫瘍性疾患	Hodgkin病, 悪性リンパ腫, 骨髄線維症, 神経芽腫, 白血病の髄外浸潤, ランゲルハンス細胞組織球症, 真性赤血球増加症
	血液疾患	赤血球異常（遺伝性楕円赤血球症, 遺伝性球状赤血球症, 鎌状赤血球症, サラセミア）, 溶血性貧血
	その他	アミロイドーシス, 新生児ヘモクロマトーシス, 脾囊胞, 脾静脈や門脈への外的圧迫 脾静脈門脈の血栓

表2 確定診断に有用な検査

感染性炎症	肝炎ウイルス抗体, EBV抗体, CMV抗体, 細菌感染症：病原体分離・血清診断, 原虫・寄生虫感染症：抗体検査, ウイルス関連血球貪食症候群：フェリチン, トリグリセリド, フィブリノゲン, IFNγ, TNFα, 可溶性IL-2受容体（sIL-2R）
自己免疫疾患	γ-グロブリン, 抗核抗体（ANA）, 抗平滑筋抗体, 肝腎ミクロソーム抗体1型（LKM-1）, 肝可溶性抗原抗体（SLA）, 肝サイトゾル抗体1型（LC-1）, RAテスト, IgG, IgM, 膠質反応（ZTT, TTT）, 血沈, 抗ミトコンドリア抗体（AMA）, 肝生検
代謝異常症	ムコ多糖症：尿中ムコ多糖スクリーニング, 各型の酵素活性, 遺伝子検査, Gaucher病：酸性ホスファターゼ, アンギオテンシン転換酵素, 骨髄検査, 線維芽細胞・白血球中グルコセレブロシダーゼ活性, 遺伝子検査, Niemann-Pick病：HDL, トリグリセリド, オキシステロール, 骨髄検査, 皮膚生検, 酸性スフィンゴミエリナーゼ活性, 遺伝子検査, ライソゾーム酸性リパーゼ欠損症：総コレステロール, HDL-C, LDL-C, トリグリセリド, 骨髄検査, 肝生検, 遺伝子検査, 糖尿病：乳酸, 尿酸, ビルビン酸, アラニン, トリグリセリド, 遊離脂肪酸, 各型の酵素活性, ヘモクロマトーシス：血清鉄, トランスフェリン, 凝固系, 肝鉄含有量, Wilson病：血清銅, セルロプラスミン, 尿中銅排泄量, 肝銅含有量, 遺伝子解析, α₁-AT欠損症：血清α₁-AT濃度, 遺伝子解析, シトリン欠損症：血中アミノ酸分析, 遺伝子解析, 脂肪酸代謝異常症：アシルカルニチン分析, 有機酸解析, β酸化能評価, 酵素活性, 遺伝子検査, Zellweger症候群：極長鎖脂肪酸, 尿中有機酸分析
門脈圧亢進	胸部X線検査, 心電図検査, 心臓超音波, 腹部超音波, CT, MRI, 血管造影, 肝生検
胆汁うっ滞	総胆汁酸, 胆道造影, 腹部超音波, 肝生検, 血清リポプロテインX, （Aragile症候群・進行性家族性肝内胆汁うっ滞症：遺伝子検査）
腫瘍性疾患	肝芽腫：AFP, 神経芽腫：尿中VMA・HVA, 血清神経特異性エノラーゼ（NSE）, フェリチン, 赤沈, ランゲルハンス細胞組織球症：IL-2受容体, 骨髄穿刺, 組織生検, 骨シンチグラム, 真性赤血球増加症：血漿エリスロポエチン, 骨髄穿刺, 悪性リンパ腫・白血病・骨髄増殖性疾患：末梢血像, 骨髄穿刺・組織生検, 蛋白分画, 免疫グロブリン, 赤沈, 血清銅
血液疾患	網赤血球数, 赤血球寿命, ヘモグロビンF（胎児ヘモグロビン）, HbA2, 骨髄穿刺, 血清フェリチン, トランスフェリン, 総鉄結合能（TIBC）, 不飽和鉄結合能（UIBC）, 血漿鉄消失時間（PIDT1/2）, 赤血球鉄利用率（％RCU）, 直接Coombsテスト, 間接Coombsテスト, 尿検査, 便検査（ウロビリノーゲン）, 赤血球膜の脆弱性（浸透圧抵抗試験, 自己溶血試験）
その他	アミロイドーシス：血清M蛋白, 尿Bence Jones蛋白, 組織生検, サルコイドーシス：ACE, 免疫グロブリン, 免疫複合体, 血清/尿中カルシウム, sIL-2R

MEMO

14 貧 血

anemia

▶ 定義・病態

循環赤血球またはヘモグロビン（Hb）の量が低下した状態である．Hb 値の基準範囲は，年齢・性別・人種によって異なる．新生児では 13 g/dL，乳幼児 11 g/dL，学童 12 g/dL 以下の Hb 値が，貧血の目安となる．

産生の低下，破壊の亢進，喪失・分布異常に大別して病態を考える．小児では遺伝性疾患が多いので，家族の黄疸や胆石，胆嚢・脾臓摘出術，輸血，出血傾向について聴取する．

▶ 最初に行う検査

> ● 血算（MCV 含む），血液像，網赤血球，生化学（鉄，間接ビリルビン，LDH，Cr，総蛋白，アルブミン，ALT），CRP，ESR，尿・便潜血

平均赤血球容積（MCV）と赤血球産生能の指標である網赤血球の絶対数を用いて表のように鑑別を進める．白血球数，血小板数に異常がある場合は腫瘍性疾患や自己免疫疾患を鑑別する．血液像では奇形赤血球（球状，楕円），破砕赤血球，封入体（Heinz 小体，Howell-Jolly 小体）に注意する．他系統の形態異常にも注意する．

▶ 発展的検査

> ● フェリチン，Coombs 試験，生化学（ハプトグロビン，ビタミン B_{12}，葉酸，エリスロポエチン），寒冷凝集素，抗核抗

表　貧血の鑑別診断

MCV	網赤血球	追加検査		疾患
<80		血清鉄↓	フェリチン↓	鉄欠乏性貧血(慢性出血, 食餌性)
		血清鉄↓	フェリチン↑/→	続発性貧血(炎症性)
		血清鉄↑/→	フェリチン↑/→	サラセミア, 慢性鉛中毒, 鉄芽球性貧血
80〜100	↑ (>10万/μL)	間接 Bil/LDH↑	ハプトグロビン↓	【赤血球形態異常あり】遺伝性球状赤血球症, 赤血球破砕症候群, マラリア 【Coombs 陽性】温式自己免疫性溶血性貧血, 新生児溶血性疾患, 寒冷凝集素症 【上記正常】赤血球酵素異常症, Hb 変異
	↑/→	間接 Bil/LDH→		急性出血, 脾機能亢進症, 未熟児貧血
	↓/→	クレアチニン↑	エリスロポエチン↓	腎性貧血
	↓ (<3万/μL)	血小板→	骨髄 赤芽球低形成	Diamond-Blackfan 貧血, 急性赤芽球癆(伝染性紅斑)
		血小板↓	骨髄 低形成	再生不良性貧血, 放射線, 抗腫瘍薬
		血小板↓	骨髄 異形成, 芽球	白血病, 骨髄異形成症候群, 骨髄占拠性病変
>100	↑	間接 Bil/LDH↑	ハプトグロビン↓	上記溶血性疾患(網赤血球増多のため MCV 増加)
	↑/→	ビタミン B$_{12}$・葉酸↓	骨髄 巨赤芽球	ビタミン B$_{12}$・葉酸欠乏症(巨赤芽球性貧血)
	→	肝機能	甲状腺ホルモン	新生児期, 甲状腺機能低下症, 肝不全
	↓	血小板→ 血小板↓	骨髄 赤芽球低形成 骨髄 異形成	Diamond-Blackfan 貧血 骨髄異形成症候群

赤血球酵素異常症の検索：東京女子医科大学輸血・細胞プロセシング部，ヘモグロビン異常症(サラセミアなど)の検査：福山臨床検査センターに依頼可能

体，T3/TSH，赤血球浸透圧脆弱性試験，骨髄穿刺，赤芽球の鉄染色，赤血球酵素，ヘモグロビン分析，染色体断裂試験，遺伝子検査

(石黒　精)

15 出血傾向

bleeding tendency

▶ 定義・病態

軽い刺激による出血と観血的処置時の過剰出血（出血多量と遅延）をいう．血小板，凝固因子，線溶因子および血管の異常に大別して病態を考える．小児では遺伝性疾患が多いので，家族歴を詳細に聴取する．

▶ 最初に行う検査

- 血算，血液像，網赤血球
- 生化学（LDH，尿酸，Cr，総ビリルビン，ALT：血球破壊，肝・腎不全），PT-INR，APTT，フィブリノゲン（凝固異常）
- FDP または D-ダイマー（線溶異常），ESR，尿蛋白

血小板単独の減少か，他の血球異常を伴うかを確かめる．年齢別基準範囲（新生児期には PT/APTT が延長）に注意する．

血小板減少症の血液像では，芽球や貧血を伴えば悪性疾患を，異型リンパ球を認めたらウイルス感染症を疑う．破砕赤血球は，DIC，血栓性微小血管障害（TTP，HUS）を疑わせる．

凝固異常症を疑うときは，ヘパリン，ワルファリンなどの薬剤の影響を除外する．次に，図を参考に各凝固因子欠乏症や von Willebrand 病を鑑別していく．

▶ 発展的検査

- 出血時間，交差混合試験，ループスアンチコアグラント，

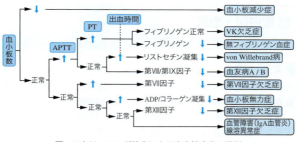

図　スクリーニング検査による出血性疾患の鑑別

> PIVKA-Ⅱ，凝固第Ⅷ因子・第Ⅸ因子活性，von Willebrand 因子活性，血小板凝集能

　血小板数が正常で出血時間が延長している場合には，血小板機能異常症，血管障害，線溶異常症を考える．出血時間は手技が安定しにくいため注意する．血小板機能異常症を疑ったら，血小板凝集能，von Willebrand 因子を調べる．

　凝固因子に対する中和抗体（インヒビター），低プロトロンビン・ループスアンチコアグラント症候群も鑑別する．正常・患者血漿を用いた APTT 交差混合試験を行う．

　ビタミン K 欠乏性出血症では PT が主に延長し，PIVKA-Ⅱが増加する．PIVKA-Ⅱはデタミナー CL ピブカルテストで測定する．ピコルミ PIVKA-Ⅱは肝細胞がんを対象とし，出血症には保険適応がない．

（石黒　精）

16 蛋白尿・血尿

proteinuria and hematuria

▶ 定義・病態

蛋白尿：①糸球体性蛋白尿，②尿細管性蛋白尿，③その他（体位性蛋白尿，濃縮尿）に分類される（表1）．

血尿：①糸球体性，②非糸球体性血尿に分類される（表2）．尿潜血陽性の場合は，必ず尿沈渣で赤血球の有無を確認する．

表1 蛋白尿の鑑別

	糸球体性蛋白尿	尿細管性蛋白尿	体位性蛋白尿
尿中 β_2-MG	正常	上昇	正常
血 尿	時に陽性	まれ	なし
白血球尿	軽度陽性のことあり	軽度陽性のことあり	なし
疾 患	糸球体腎炎，ネフローゼなど	低・異形成腎，間質性腎炎，Dent病，尿細管壊死など	ナットクラッカー現象の合併時は血尿あり
その他		尿中 NAG や α_1-マクログロブリンも上昇	

表2 糸球体性血尿と非糸球体性血尿の鑑別

	糸球体性血尿	非糸球体性血尿
肉眼的血尿の色調	赤色，赤褐色，コーラ色	ピンク，赤色
凝血塊	なし	時にあり
蛋白尿	時にあり	通常はなし
変形赤血球	あり	なし
赤血球円柱	時にあり	なし
腰痛・腹痛	なし	時にあり
主な原因疾患	糸球体腎炎，糸球体基底膜菲薄化症候群	ナットクラッカー現象，高 Ca 血症，腫瘍，尿路結石，出血性膀胱炎，外傷など

最初に行う検査

- 尿定性,尿沈渣,尿定量(蛋白,Cr,Na,$β_2$-MG)
- 血算,血液ガス,腎機能(Cr,尿素窒素,尿酸,シスタチンC),電解質,総蛋白,アルブミン,肝機能,CRP
- 免疫学的検査(ASO,ASK,IgG,IgM,IgA,C3,C4,CH_{50})
- 腹部超音波(低・異形成腎,水腎症,囊胞性腎疾患,腎・尿路の腫瘍,結石,ナットクラッカー現象の評価)

検体により濃縮度が異なるため,蛋白尿の評価は定性法のみではなく,尿蛋白/尿 Cr 比(g/g)(尿 TP/Cr 比)でも評価する.尿 TP/Cr 比に g をつけると,成人の1日蓄尿の蛋白尿とほぼ同じになる(成人 1.73 m^2 として児の体表面積で補正).尿 TP/Cr 比の正常値は2歳以上 0.15 未満,2歳以下 0.5 未満である.思春期の児の早朝尿は濃縮され,定性で陽性でも尿 TP/Cr 比は 0.15 以下が多い.一方,低・異形成腎では希釈尿を呈し,定性で±や1+程度でも尿 TP/Cr 比は高値になる.

発展的検査

- ループス腎炎,ANCA 関連腎炎,肝炎に関連した糸球体腎炎などを疑うときには,抗核抗体,抗 dsDNA 抗体,抗 MPO・PR3-ANCA 抗体,B・C 型肝炎の検査なども追加
- 腎生検は,①蛋白尿の持続,②低蛋白血症,③低補体血症,④腎機能障害を呈する場合に考慮

ミオグロビン尿,ヘモグロビン尿,薬剤〔チペピジンヒベンズ酸塩(アスベリン®),セフジニル(セフゾン®),リファンピシンなど〕,乳児のレンガ尿(尿酸塩の析出)は色調や試験紙法で血尿と誤診されやすく,尿沈渣で確認を行う.

(佐藤 舞)

17 多飲・多尿・頻尿

polydipsia, polyuria and pollakiuria

▶ 定義・病態

多尿は1日尿量が標準的な量を超えて多い状態をいう．2,400 mL/体表面積 m^2/日を超える場合は多尿と考えられる．多尿の病態は，過度の多飲，尿浸透圧を上昇させる物質の排泄増加と，腎における尿量調節機能が失われて水分の再吸収が低下することが主なものである．多尿を示す代表的疾患を表に示す．

頻尿は，尿量にかかわらず尿回数が頻回なことをいう．新生児期の尿回数は1日約20回であり，乳児期に徐々に回数が減り，排尿が自立する時期になると1日5〜6回となる．日常診療では，尿路感染症による頻尿，心因性の頻尿が多い．

多飲は，多尿の結果脱水が進んだ時と血清浸透圧が上昇した時に口渇が生じて起こるが，習慣性多飲多尿の場合は多飲があるために多尿となる．

表 多尿をきたす主な疾患

原　因	疾　患	病　因
尿浸透圧を増加させる物質の排泄増加	糖尿病	尿糖増加
	鉱質コルチコイド減少を伴う副腎疾患（21水酸化酵素欠損症，アルドステロン不応症など）	Na 排泄増加
	高 Ca 尿症（副甲状腺機能低下症，Williams 症候群など）	Ca 排泄増加
	糸球体・尿細管障害を伴う腎疾患	
尿量調節機能の異常	中枢性尿崩症	抗利尿ホルモン（ADH）分泌不全
	腎性尿崩症	ADH 受容体（V2R）異常
		アクアポリン（AQ2）異常
	尿細管障害を伴う腎疾患・脊髄の異常による膀胱直腸障害など	
その他	習慣性多飲多尿	心因性

最初に行う検査

> - 一般検尿，血液・尿生化学，尿・血清浸透圧
> - 蓄尿（1日尿量）：病歴から尿崩症が疑われ，糖尿病や副腎疾患，腎疾患が否定される場合

　尿糖陽性で血糖値が上昇していれば糖尿病を，血中Na低値であれば副腎疾患，Na低下に蛋白尿を伴っていれば腎疾患を疑う．尿比重・尿浸透圧が低値で高張性脱水の所見があれば，尿崩症が疑われる．頻尿では，尿路感染症を鑑別する．副腎疾患，糖尿病は，緊急に治療開始が必要な場合が多いので，一般検尿と血液生化学検査で速やかに診断することが重要である．

発展的検査

> - 内分泌疾患の確定診断：血中・尿中ホルモン値
> - 先天性副腎過形成21水酸化酵素欠損症：血中17OHP，尿中ステロイドプロファイル検査，遺伝子検査
> - 中枢性尿崩症：高張食塩水負荷，水制限試験，頭部MRI（下垂体後葉の高輝度領域が消失）

　抗利尿ホルモンADHの測定は，血清浸透圧が充分に上昇した状態で行う．小児の副腎疾患で最も多いのは先天性副腎過形成21水酸化酵素欠損症であり，塩喪失型は多尿・脱水を伴う．尿崩症では低浸透圧尿の増加と血清浸透圧の上昇が認められる．中枢性尿崩症であればADHの増加がみられず，腎性尿崩症では異常高値をとる．習慣性（心因性）多飲多尿では，1日1.5～2L程度の水制限を行うと多尿が改善する．習慣性多飲多尿が長期にわたるとADHの分泌が低下し，部分型中枢性尿崩症との鑑別は困難なこともある．

（堀川玲子）

18 頭　痛

headache

▶ 定義・病態

頭痛は片頭痛，緊張型頭痛などの一次性頭痛と，頭蓋内器質的異常などを伴う二次性頭痛に大別される（表）．その多くは一次性頭痛であるが，二次性頭痛には入院・手術加療を要するものがあるため，適切な診察・検査を行って診断する必要がある．

▶ 最初に行う検査

● 頭部 CT，腰椎穿刺

問診，身体所見から二次性頭痛を疑う場合に，上記の検査をまず行う．診断に最も重要なのは問診であり，発症時期，好発時間帯，痛みの程度，頻度，性状，持続時間，前兆，随伴症状，

表　国際頭痛分類第 3 版 beta 版（ICHD-3β）　日本語版

第 1 部：一次性頭痛	1. 片頭痛 2. 緊張型頭痛 3. 三叉神経・自律神経性頭痛 4. その他の一次性頭痛疾患
第 2 部：二次性頭痛	5. 頭頸部外傷，傷害による頭痛 6. 頭頸部血管障害による頭痛 7. 非血管性頭蓋内疾患による頭痛 8. 物質またはその離脱による頭痛 9. 感染症による頭痛 10. ホメオスターシス障害による頭痛 11. 頭蓋骨，頸，眼，耳，鼻，副鼻腔，歯，口あるいはその他の顔面・頸部の構成組織の障害による頭痛あるいは顔面痛 12. 精神疾患による頭痛
第 3 部：有痛性脳神経ニューロパチー，他の顔面痛およびその他の頭痛	13. 有痛性脳神経ニューロパチーおよび他の顔面痛 14. その他の頭痛性疾患

家族歴，既往歴などを詳細に聴取する．バイタルサイン（体温，脈拍，血圧），項部硬直，局所神経症候をチェックする．

二次性頭痛を疑う所見：①突然発症，②今までにない，またはいつもの頭痛と様子が異なる，③頻度・強度が増していく，④神経学的異常がある，⑤嘔吐を伴う，⑥乳頭浮腫・うっ血乳頭がある，⑦発熱・項部硬直・髄膜刺激症状がある，⑧癌や免疫不全などの病態を有する，⑨脳室腹腔シャント術後，などがある．二次性頭痛を疑う場合は頭蓋内病変の評価のために，また，腰椎穿刺を行う場合にも頭蓋内占拠性病変の有無を確かめるために頭部CTを行う．

CTで占拠性病変や脳室拡大を認めた場合，頭部MRIを行う．頭蓋内出血を認めた場合は眼底検査，血液検査（血算・凝固・肝機能）を行い，くも膜下出血や脳実質内の出血であれば頭部MRIまたはCTアンギオグラフィにて出血源の精査を行う．髄膜炎などの感染が疑われる場合は腰椎穿刺による髄液検査に加え，血液検査，各種培養（血液，尿）を提出する．

▶ 発展的検査

> ● 頭部MRI/MRアンギオグラフィ（MRA），脳血流シンチグラフィ，脳槽シンチグラフィ

過呼吸時や脱水時，起床後などに頭痛が増強する場合はもやもや病を疑い，頭部MRI/MRA，脳血流シンチグラフィを行う．全身倦怠感を伴う頭痛で立位・坐位で悪化，臥位で改善する場合は髄液漏出による脳脊髄液減少症を疑い，外傷の既往（頭部とは限らない，背部，臀部からの転倒なども）を確認する．頭部MRIや髄液漏出部位同定のための脳槽シンチグラフィなどを行う．

（宇佐美憲一）

19 けいれん・意識障害

convulsion and consciousness disturbance

▶ 定義・病態

けいれん:「持続的あるいは断続的に過剰・異常な筋収縮を呈するエピソード」と定義され,症候を表す用語である.臨床対応上はてんかん性(epileptic)と非てんかん性(non-epileptic)の鑑別が重要となる.後者には失神・不随意運動・悪寒戦慄・身震い発作などがある.

意識障害:「意識がある」とは臨床的には自身や周囲を時間空間的に定位を確保でき,注意を向けることが可能で何らかの反応を示すことができる状態である.意識障害は,覚醒の障害(意識の清明度の低下)と意識内容(認知)の障害とに分けて考えることができる.意識障害の程度を表す用語として,重症な順に昏睡(coma),半昏睡(semicoma),昏迷(stupor),傾眠(somnolence),錯乱(confusion),せん妄(delirium)がある.

けいれん・意識障害の原因となる主な疾患を表1に示す.

▶ 最初に行う検査

- スクリーニング:血算,生化学(肝・腎機能,CK,アンモニア,CRP,電解質),血糖,血液ガス,凝固検査,尿検査
- 臨床所見,検査所見から中枢神経感染症が疑われる場合:頭部CTで脳浮腫がないことを確認したうえで髄液検査.各種培養,迅速抗原検査も必要あれば行う
- 胸部・腹部単純X線,心電図,頭蓋内病変検索(頭部CT・MRI,必要に応じて脳波)

主な基本的検査項目と異常を呈した場合に考えられる鑑別疾

表1 けいれん・意識障害の原因疾患

中枢神経感染症	敗血症 髄膜炎 急性脳炎,急性脳症 急性散在性脳脊髄炎
脳血管障害	もやもや病 脳梗塞 頭蓋内出血 脳静脈洞血栓症 高血圧性脳症 血管炎,膠原病(SLE)
頭部外傷	頭蓋内出血 脳挫傷 脳しんとう
脳腫瘍	
てんかん	てんかん てんかん重積 てんかん発作後
呼吸・循環	心不全 血圧低下,ショック 不整脈 脱水 呼吸不全 過換気症候群 低酸素 熱中症
代謝異常	低血糖 糖尿病性ケトアシドーシス 低 Ca 血症 低 Na 血症 高 Na 血症 先天性代謝異常症 (アミノ酸代謝異常症,有機酸代謝異常症,脂肪酸代謝異常症,尿素サイクル異常症,ペルオキシソーム病,糖原病) ミトコンドリア異常症
肝疾患	肝不全(肝性脳症)
腎疾患	溶血性尿毒症症候群(HUS) 慢性腎不全
内分泌疾患	甲状腺疾患 副甲状腺機能低下症 副腎クリーゼ
機会性けいれん	熱性けいれん 胃腸炎関連けいれん 片頭痛 憤怒けいれん
その他	薬物

患を表2に示す.

　追加検査や特殊検査のために,来院時の検体(血清,尿,髄液)を凍結保存しておくことが重要である.血液濾紙も保存しておくとよい.疾患によっては発作性エピソードの時のみ検査値に異常が出るからである.

表2 検査項目の異常と鑑別疾患

	検査項目	結果	鑑別疾患
血液検査	白血球	高値	感染症,敗血症
	Hb	高値	脱水
		低値	頭蓋内出血,出血性ショック,播種性血管内凝固症候群(DIC),全身性エリテマトーデス(SLE)
	血小板	低値	DIC,溶血性尿毒症症候群(HUS),血栓性血小板減少性紫斑病(TTP),敗血症
	電解質	高値	高Na血症,高Ca血症
		低値	低Na血症,低Ca血症,低Mg血症,低K血症
	AST, ALT, LDH	高値	急性脳症,有機酸代謝異常症,脂肪酸代謝異常症,尿素サイクル異常症,Reye症候群,薬物中毒
	CK	高値	横紋筋融解症,熱中症,脂肪酸代謝異常症,心不全,けいれん重積後
		低値	甲状腺機能亢進症
	BUN	高値	HUS,TTP,消化管出血,脱水,循環不全
	アンモニア	高値	アミノ酸代謝異常症,有機酸代謝異常症,尿路サイクル異常症,脂肪酸代謝異常症,肝性脳症
	CRP	上昇	髄膜炎,急性肺炎・脳症
	血糖	高値	糖尿病性ケトアシドーシス
		低値	ケトン性低血糖症,糖尿病,脂肪酸代謝異常症
	乳酸・ピルビン酸	高値	ミトコンドリア異常症,糖尿病,循環不全
	血液ガス	代謝性アシドーシス	先天性代謝異常症,ミトコンドリア異常症,糖尿病性ケトアシドーシス,ケトン性低血糖
		代謝性アルカローシス	嘔吐,原発性アルドステロン症
		呼吸性アシドーシス	肺疾患による換気障害,中枢性低換気
		呼吸性アルカローシス	過換気症候群,肝性脳症
尿検査	ケトン体	強陽性	ケトン性低血糖症,アセトン血性嘔吐症
	尿糖	陽性	糖尿病性ケトアシドーシス
	尿潜血	陽性	HUS,TTP,急性糸球体腎炎(高血圧性脳症PRES)
髄液検査	細胞数	上昇	髄膜炎(細菌性,真菌性,ウイルス性,結核性),急性脳症,急性散在性脳脊髄炎(ADEM)
	蛋白	正常〜軽度上昇	細菌性以外の髄膜炎,脳炎・脳症,多発性硬化症,急性散在性脳脊髄炎
		上昇	細菌性髄膜炎
	糖	正常〜低下	ウイルス性髄膜炎,真菌性髄膜炎,急性脳炎
		低下	細菌性髄膜炎,結核性髄膜炎

表3 確定診断のための追加検査

中枢神経感染症	髄液中 血液・髄液	ウイルス DNA（RNA）PCR 法 ウイルス抗体価
炎症性脱髄性疾患	髄液	オリゴクローナル IgG バンド ミエリン塩基性蛋白 抗アクアポリン 4 抗体 抗 MOG 抗体
先天性代謝異常症	血液・髄液 血漿・尿 血漿 血清 血液 血液濾紙 尿	乳酸・ピルビン酸 アミノ酸分析 極長鎖脂肪酸分析 ケトン体分画 カルニチン分析 ガスリー検査 アシルカルニチン分析 アミノ酸分析 シアル酸分析 有機酸分析
内分泌疾患		甲状腺機能 抗甲状腺抗体 副甲状腺機能 副腎機能 下垂体機能 血清インスリン

▶ 発展的検査

スクリーニング検査で鑑別疾患があがったら，確定診断のために表3のような追加検査を行う．

（久保田雅也）

20 筋緊張低下・筋力低下

hypotonia and muscle weakness

▶ 定義・病態

　筋緊張は診察により筋肉をつまんだときの筋の硬さ（consistency），関節を他動的に伸展させたときの関節可動域（伸展性：extensibility），関節をぶらぶらと揺らしたときの受動的な動き具合（被動性：passivity）の3点で評価する．筋力については年長児では徒手筋力テスト，乳幼児では姿勢・体位，自発運動，表情の観察により評価する必要がある．

　筋緊張および筋力の低下は，大脳，小脳，脳幹部といった狭義の中枢性から脊髄および脊髄前角，末梢神経，神経筋接合部，筋・結合織までのいずれかの部位に障害により生じる．システマティックな神経診察を行い，特に上記診察所見および腱反射の亢進・減弱，症状局在有無，そして経過，年齢などを考慮したうえで鑑別のための検査計画を立てる必要がある．

▶ 最初に行う検査

- 血清CK，アルドラーゼを含む一般生化学検査：横紋筋融解症，筋炎，筋ジストロフィー，一部のミオパチーなど
- 血液ガス分析，乳酸・ピルビン酸（血液）：ミトコンドリア病，糖原病
- 髄液一般（細胞数，蛋白質）：蛋白細胞解離，脳炎・脊髄炎
- 尿検査（定性，沈渣）：ミオグロビン尿の確認

　筋力低下・筋緊張低下に対して一般的な臨床検査で判断できることは多くない．血液一般検査では筋逸脱酵素の上昇の有無の確認，電解質，血糖，血液ガス分析，アンモニア，乳酸・ピ

ルビン酸値から代謝性疾患に関するスクリーニングの必要性について，尿検査では潜血反応強陽性と尿沈渣赤血球数の解離の有無からミオグロビン尿の疑いについて，髄液検査では蛋白細胞解離を認める脱髄性ニューロパチー，細胞数上昇による脳炎，脊髄炎の可能性についての判断が可能である．

▶ 発展的検査

- 尿中有機酸分析，濾紙血タンデムマス，血漿アミノ酸分析：代謝疾患の鑑別
- 血清抗ガングリオシド抗体：Guillain-Barré 症候群
- 血清アセチルコリン受容体抗体：重症筋無力症
- その他自己抗体：筋炎・膠原病関連
- TSH，FT3，FT4，甲状腺関連自己抗体：甲状腺中毒性ミオパチー
- 濾紙血酵素活性：Pompe 病スクリーニング
- 染色体検査，遺伝子検査：先天異常，代謝異常症など，遺伝性疾患が疑われる場合
- ボツリヌス菌，毒素の検出：乳児ボツリヌス症疑い例は検体を保健所へ提出
- ウイルス分離：急性弛緩性麻痺の場合，髄液，血液，便，尿，呼吸器由来検体を保健所に提出
- 筋生検（経験のある施設での実施が望ましい）

筋力低下の経過や診察所見などに応じて発展的検査を選択実施する．また上記特殊検査のほかに，鑑別に応じて画像検査（頭部/脊髄/筋 MRI，筋 CT），電気生理機能検査〔末梢神経伝導速度（F 波含む），針筋電図，表面筋電図，短潜時体性感覚誘発電位〕，エドロホニウムテストなどを考慮すべきである．

(阿部裕一)

21 咳　嗽

cough

▶ 定義・病態

咳嗽とは，吸入した分泌物や異物を気道から取り除くために反射的あるいは意識的に行われる防御反応である．咽頭から細気管支までの気道粘膜に咳受容体が分布しており，物理的，化学的刺激が加わることで求心性神経を介して延髄の咳中枢に伝わり，遠心性に咳嗽が生じる．原因は多岐にわたるが，小児では年齢や咳嗽の性状によって原因疾患の診断が可能であることも多く，問診が非常に重要である．表に小児の咳嗽の主な原因を年齢別に示す．

咳嗽は長引くと問題視されやすく，成人では3週間以上続く場合を遷延性咳嗽，8週間以上で慢性咳嗽と定義されている．

▶ 最初に行う検査

- 単純X線
- 血液検査・感染マーカー

表　小児の咳嗽の主な原因

全小児期	感冒（鼻咽頭炎），急性気管支炎，肺炎
新生児・乳児期	急性細気管支炎，誤嚥性気管支炎，慢性肺疾患，百日咳，先天異常
幼児期	副鼻腔気管支炎，気管支喘息，クループ症候群，閉塞性気管支炎，気道異物
学童期以降	気管支喘息，副鼻腔気管支炎，慢性気管支炎，心因性，百日咳，肺結核

(川崎一輝：気になる主訴・症状と鑑別疾患　咳と喘鳴　呼吸困難．日本医師会雑誌 141：83-86, 2012をもとに作成)

ルーチンで副鼻腔（Waters 法）と胸部の X 線撮影を行う．初回の撮影では胸部は正面と側面の撮影を行う．また，遷延性気管支炎では肺門部を中心とした気管支周囲陰影と上顎洞に所見を認めることが多い．気管支喘息は幼児期以降になると典型的な呼気性喘鳴を伴い，X 線検査は必ずしも必要ではない．

血液検査では白血球数と分画や炎症反応を調べる．百日咳やマイコプラズマなどの原因病原微生物を疑う場合は LAMP（核酸同定検査）法や抗体価を確認する．また RS ウイルスなどは鼻咽頭粘膜から迅速検査を行う．

▶ 発展的検査

- 胸部 CT
- 喉頭・気管支内視鏡
- 嚥下造影

単純 X 線検査ですりガラス陰影を認めた場合は間質性肺炎，難治性の喘鳴を伴う場合は気道狭窄を疑う．

内視鏡検査は喉頭軟化症や先天的気道病変，気道異物を疑った場合に行う．

嚥下造影検査は哺乳時のむせなど気道吸引を疑った場合に行う．また，胃食道逆流を疑った場合は 24 時間 pH モニタリングを行う．

（船田桂子）

22 呼吸困難

dyspnea

定義・病態

呼吸困難とは，呼吸するという生理的運動に際して，苦しさや努力感などの不快な感覚をいう．器質的疾患に伴い生じることが多いが，主観により心理的に息苦しく感じられる場合も含まれる．乳幼児においては自分で訴えることができないため，客観的に呼吸数や心拍数，SpO_2，活動度などで総合的に判断する必要がある．原因疾患の病態別分類を表に示す．

最初に行う検査

● 聴診，胸部単純X線

まず，喘鳴の有無について分類する（図）．喘鳴があれば，気道疾患の可能性が高く，吸気性喘鳴では上気道，気管，呼気性喘鳴では気管支以下の末梢気道疾患を考える．さらに急性発症

表 呼吸困難の病態別鑑別

気道狭窄	鼻腔・咽頭	後鼻孔閉鎖症，鼻腔狭窄，アデノイド・口蓋扁桃肥大，舌根沈下など
	喉頭	クループ症候群，喉頭軟化症，声門下狭窄，声帯麻痺，喉頭異物など
	気管・気管支	気管狭窄，気管軟化症，気管・気管支異物，気管支炎，細気管支炎，気管支喘息など
換気面積の減少		肺内病変：無気肺，肺炎，肺葉性肺気腫，肺囊胞症，肺低形成など 肺外病変：気胸，胸水，横隔膜ヘルニア，縦隔腫瘍など
肺間質の異常		間質性肺炎，肺水腫など
換気能力の低下		神経筋疾患，側弯，高度肥満，胸郭低形成など
その他		心不全，高度貧血，過換気症候群，CO中毒，ショックなど

(川崎一輝：気になる主訴・症状と鑑別疾患 咳と喘鳴 呼吸困難．日本医師会雑誌 141：83-86，2012をもとに作成)

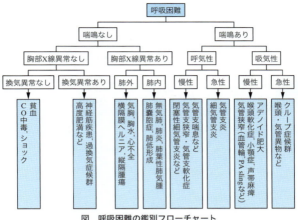

図　呼吸困難の鑑別フローチャート

か慢性かを分類する．喘鳴がなければ胸部 X 線検査で，肺実質の異常か肺外かの鑑別を行う．

発展的検査

- 吸気・呼気の胸部単純 X 線，喉頭内視鏡，胸部 CT
- 血液ガス分析

クループ症状がある場合は侵襲的検査や処置は避けなければならないし，気道異物を疑った場合は吸気呼気の X 線検査が必要になる．また，鑑別診断には喉頭内視鏡検査や胸部 CT 検査も有用である．血液ガス分析は呼吸困難が強い場合に行う．

(船田桂子)

第3章
疾患別にみる検査オーダーセット

1 敗血症

sepsis

▶ 定義・病態

　敗血症は感染症により全身性炎症反応症候群(systemic inflammatory response syndrome：SIRS)が引き起こされた状態と定義される．細菌感染症に限らずウイルス感染症によるものも含む．感染症は証明されていなくてもよく，疑いの状態でもよい．敗血症のうち臓器障害を伴うものを重症敗血症，循環不全を呈するものを敗血症性ショックとよぶ．成人では「感染症によって引き起こされた臓器障害」を敗血症とする新定義に置き換わっているが，小児ではまだこの定義には置き換わっていない．

　病態は，感染症によって血管内皮が刺激され，種々のサイトカインを含む化学伝達物質を放出する．その結果として，白血球や血小板などが微小血管の内皮に付着して血流障害を引き起こし，局所の壊死などが生じうる．一方で，血管透過性が亢進し，浮腫が生じる．それらが臓器障害の発生へと結びつく．

▶ 最初に行う検査

- 速やかに患者のモニタリング
- パルスオキシメトリによる酸素化の評価，心電図モニター
- 敗血症を疑ったとき：通常の感染症の検査(全血球計算，血液培養)，とくに白血球数(増多/減少)，貧血の有無，血小板数(減少：敗血症に続発したDICの発生を疑う)
- 重症度評価：血液ガス，血清乳酸値(駆血をして静脈血で採取した乳酸値は高値を呈することがあるため，動脈血での乳酸値が望ましい)．高乳酸値は組織での嫌気性代謝の存在(敗血症性ショックの可能性を示唆)

表 年齢別バイタルサイン

年齢	心拍数, 拍/分 頻拍	徐脈	呼吸数 回/分	低血圧の基準値
0日〜1週	>180	<100	>60	新生児（28日まで）：<60 mmHg
1週〜1月	>180	<100	>60	乳児（12か月まで）：<70 mmHg
1月〜1歳	>180	<90	>50	1〜10歳：<70+2×(年齢[歳]) mmHg
2〜5歳	>140	NA	>30	10歳以上：<90 mmHg
6〜12歳	>130	NA	>24	
13〜17歳	>110	NA	>20	

敗血症（特に敗血症性ショックの）患者では，頻脈（まれに徐脈），多呼吸，低血圧がみられる（心拍数と呼吸数の基準は表を参照）．これらの基準値を下回る血圧を呈したら，低血圧性ショックと判断をする．血圧値が正常であっても，年齢相応よりも高めの頻拍であったり，末梢循環が悪い場合は，代償性ショックと判断をする．

▶ **発展的検査**

- 生化学検査：Cr，Bil（腎・肝の臓器障害の推察）
- 心臓超音波：心腔内の容量，心臓の収縮の程度（循環の評価），輸液・血管作動薬の必要性の評価
- 敗血症性ショック：観血的連続動脈血圧測定，中心静脈圧の連続測定，間欠的採血による中心静脈血酸素飽和度（$ScvO_2$）の測定．乳酸値と合わせ，$ScvO_2$が低い場合は，全身の酸素需給バランスが崩れていることを示唆

（中川　聡）

1 気管支喘息

asthma

▶ 定義・病態

　気管支喘息は発作性に起こる気道狭窄によって，喘息や呼気延長，呼吸困難を繰り返す疾患である．気道平滑筋収縮，気道粘膜浮腫，気道分泌亢進により気道狭窄が起こる．

　症状発現に至る病態，気流制限の程度，気道過敏性，気道炎症，気道リモデリングなどを客観的に評価することが重要である．

▶ 最初に行う検査

　利用可能な喘息の客観的指標には図1に示す検査がある．

- 閉塞性換気障害の程度と性質を評価する呼吸機能検査
- 気道反応性を定量的に評価する気道過敏性試験
- アレルギー状態と気道炎症を評価するTh2型バイオマーカー検査

　上記それぞれの検査を総合的に判断し，診断や治療効果判定を行う．まずは検査実施推奨度1の検査を実施することが望ましい．

　フローボリューム曲線：フローボリューム曲線はX軸に排気量，Y軸に気流速度をプロットした曲線であり，最大吸気位から最大努力呼気をさせて記録する（図2）．

　測定項目は最大呼気流量（peak expiratory flow：PEF），$\dot{V}_{50}$，$\dot{V}_{25}$（50％，25％肺気量位での呼出流量）などがある．非発作時の評価が重要であり，PEFは主に中枢気道を，$\dot{V}_{50}$，$\dot{V}_{25}$はより

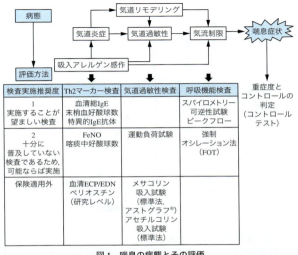

図1 喘息の病態とその評価
(日本小児アレルギー学会：小児気管支喘息治療・管理ガイドライン2017をもとに作成)

末梢気道を反映する．重症であるほど末梢気道で気流制限が生じるため，$\dot{V}_{50}$，$\dot{V}_{25}$が低値となり，曲線の下降脚は下に凹となる（図2）．非発作時の測定では平滑筋の収縮，気道炎症による粘膜浮腫や粘液分泌亢進，気道リモデリングによる器質的変化の存在などが示唆される．発作時の測定では下降脚だけでなく，PEF，$\dot{V}_{50}$，$\dot{V}_{25}$，肺気量すべてが低下する．気道可逆性はβ_2刺激薬吸入前後のフローボリューム曲線の変化で判断する．

ピークフロー：最大呼気流量を計測する．簡易型ピークフローメータは安価で自宅における継時的モニタリングで中枢気

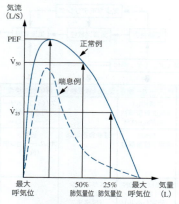

図2 フローボリューム曲線

表 喘息に影響する主な吸入抗原

主な吸入抗原	具体例
室内塵	ダニ（ヤケヒョウヒダニ, コナヒョウヒダニ）, ゴキブリなど
動物由来アレルゲン	ネコ, イヌ, 兎, ハムスター, モルモットなど
真菌類	アスペルギルス, ペニシリウム, アルテルナリア, クラドスポリウムなど
花粉	スギ, ヒノキ, ハンノキ, シラカバ, カモガヤ, ブタクサ, ヨモギなど
野外昆虫類	ユスリカなど

道の閉塞の程度や変化を客観的に評価できる．予測値は日本小児アレルギー学会が採用している予測式を用いて求める．

男子（L/分）： $= 77.0 + 64.53 \times$ 身長（m$)^3 + 0.4795 \times$ 年齢^2
女子（L/分）： $= -209.0 + 310.4 \times$ 身長（m）$+ 6.463 \times$ 年齢

血液検査（非特異的 IgE，特異的 IgE）：非特異的 IgE 抗体アトピー素因の有無のスクリーニングとして用い，特異的 IgE 抗体は吸入抗原について主に測定する（表）．ただし，解釈には注意が必要で，得られる数値が高いほど強く感作を受けていることはわかるが，陽性者がすべてそのアレルゲンで症状を発症するとは限らない．

▶ 発展的検査

図1に示した検査実施推奨度2の検査は，まだ十分に普及していないが，FeNO（呼気一酸化窒素濃度），運動負荷試験，強制オシレーション法など，診断，治療効果判定，評価に有用の検査もあり，専門医のもとで行われる．

（宮地裕美子）

MEMO

2 アトピー性皮膚炎

atopic dermatitis

▶ 定義・病態

アトピー性皮膚炎診療ガイドライン 2018（日本皮膚科学会，日本アレルギー学会）では，アトピー性皮膚炎は，増悪と軽快を繰り返す瘙痒のある湿疹を主病変とする疾患であり，患者の多くはアトピー素因をもつと定義している．アトピー素因とは，①家族歴・既往歴（気管支喘息，アレルギー性鼻炎，結膜炎，アトピー性皮膚炎のうちいずれか，あるいは複数の疾患），または②IgE 抗体を産生しやすい素因を指す．

アトピー性皮膚炎では，皮膚バリア機能の低下が認められる．外界からの抗原や異物がバリア機能の低下した皮膚から侵入し，皮膚で炎症反応を惹起し，皮膚炎を起こし，経皮感作（皮膚から抗原が侵入し，抗原特異的 IgE 抗体が産生されること）が認められる．

▶ 最初に行う検査

● 血清総 IgE，抗原特異的 IgE，血清 TARC，血算（RBC，WBC，Plt），好酸球数，Na，K，Cl，血清総蛋白，血清アルブミン，LDH，AST，ALT

アトピー性皮膚炎の重症度と Th2 ケモカインである血清 TARC（thymus and activation-regulated chemokine）値は高い相関を示す．保険診療で認められた測定回数は月に 1 回であるが，定期的に測定することによりアトピー性皮膚炎の病勢を把握することができる．基準値は年齢ごとに次の通りに設定されている．6～12 か月未満：＜1,367 pg/mL，1～2 歳未満：＜998 pg/

mL, 2～15歳未満：＜743 pg/mL, 成人：＜450 pg/mL. ステロイド外用薬などの標準治療により寛解導入することにより, TARC値が基準値内を維持することが可能である.

血清総IgEは, アレルギー素因を示し, 長期の経過における病勢を反映する. 重症であるほど総IgEは高値を示す傾向にあるが, 皮膚状態が改善していくことにより総IgEは低下傾向となる. また, 経皮感作により多くの患者は抗原特異的IgE抗体が陽性となっている.

浸出液を伴う重症のアトピー性皮膚炎乳児では, 皮膚からの体液漏出により低蛋白血症, 低Na血症, 高K血症, 血小板上昇を伴うことがある. また, 極端な食事制限を受けた患者は栄養失調をきたし, AST, ALTが高値を示すものもいる.

▶ 発展的検査

● 食物経口負荷試験

鶏卵などの抗原特異的IgE抗体が陽性であっても一概に鶏卵を除去しない. 必要に応じて, 食物経口負荷試験を検討する.

(山本貴和子・大矢幸弘)

3 食物アレルギー

food allergy

▶ 定義・病態

　食物アレルギーは,「食物によって引き起こされる抗原特異的な免疫学的機序を介して生体にとって不利益な症状が惹起される現象」と定義され,その診断は,特定の食物摂取によりアレルギー症状が誘発され,それが特異的IgE抗体など免疫学的機序を介することを確認することでなされる.免疫学的機序にはIgE依存性反応のほかに非IgE依存性反応が知られ,アナフィラキシーのような即時型反応はIgEが関与し,新生児-乳児消化管アレルギーなどではIgEは直接関与せず細胞性免疫の関与が疑われている.

　即時型反応の症状として,皮膚症状,粘膜症状,呼吸器症状,消化器症状,頻脈や血圧低下などが,多くは原因食物を摂取後2時間以内に出現する.

▶ 最初に行う検査

- 血清総IgE,抗原特異的IgE抗体検査（ImmunoCAP® など）
- 皮膚プリックテスト
- 血中好酸球数（消化管アレルギーなどの場合）

　血清総IgEと特異的IgE抗体検査を行う.現在,特異的IgE検査としてImmunoCAP® が最も汎用されるが,検査法により測定結果や評価法が異なるため留意する.皮膚プリックテストも同様にアレルゲン感作を検出する方法だが,新鮮な果物など食品そのものを使用するprick-to-prickが有用である.なお,特異的IgE抗体の存在は当該食物への「感作」を示すものの真のア

表 保険適用のあるアレルゲンコンポーネント特異的 IgE 検査（2019 年 2 月現在）

粗抗原とコンポーネント		粗抗原とコンポーネント	
卵白	Gal d 1（オボムコイド）	大豆	Gly m 4（PR-10）
牛乳	Bos d 4（α-ラクトアルブミン）	ピーナッツ	Ara h 2（2S アルブミン）
	Bos d 5（β-ラクトグロブリン）	クルミ	Jug r 1（2S アルブミン）
	Bos d 8（カゼイン）	カシューナッツ	Ana o 3（2S アルブミン）
小麦	Tri a 19（ω-5 グリアジン）	ラテックス	Hev b 6.02（ヘベイン）

レルゲンとは限らず，スクリーニング目的で行うべきではない．食物アレルゲン摂取と誘発症状出現の関連について詳細な問診を行うことが診断にとって最も重要であることを忘れてはならない．

発展的検査

- アレルゲンコンポーネント特異的 IgE 抗体
- 食物経口負荷試験

食物アレルギーの管理方針の大原則は「正しい診断に基づいた必要最小限の食物除去」であり，食物経口負荷試験が最も確実な診断法として，確定診断および耐性獲得の確認を主な目的に実施される．また，アレルゲンコンポーネント特異的 IgE 抗体（表）により診断精度を上げることが期待できる．

（福家辰樹）

4 自己炎症性疾患

autoinflammatory diseases

▶ 定義・病態

自然免疫の過剰な活性化によって炎症をきたす疾患群であり，特に，自然免疫に関連した遺伝子の異常によって発症する全身性の炎症性疾患は，狭義の自己炎症性疾患（以下，自己炎症性疾患）と定義される．

自己炎症性疾患は，新生児期から成人期にかけて発症しうる疾患で，感染症や自己免疫の機序を介さず自然免疫が恒常的に活性化するため，炎症を繰り返す．過剰な炎症性サイトカイン産生が，病態の中心的役割を担う．発熱（熱型，発熱期間，間欠期の期間，誘因の有無）や伴随症状（関節痛，皮疹，腹痛，胸痛など），初発時の年齢，治療の反応性，家族歴などの臨床情報は，診断の参考になる．

▶ 最初に行う検査

- 血液一般検査（血算，生化学，赤沈），尿検査，胸部X線
- 早期に行うべき検査：自己抗体（抗核抗体，リウマチ因子，ANCAなど），ウイルス抗体価（CMV，EBV），腹部超音波，心臓超音波
- 罹患臓器に合わせた検査：眼科的検査（虹彩炎など），関節超音波

自己炎症性疾患の主な症状は，繰り返す発熱（不明熱）であるが，自己炎症性疾患に特徴的な検査の異常所見はない．そのため，はじめに不明熱をきたす疾患のなかで，自己炎症性疾患よりも頻度の高い疾患（感染症，リウマチ膠原病疾患，血管炎

症候群，川崎病，悪性腫瘍）を除外する．また，原発性免疫不全症（周期性好中球減少症など）も発熱を伴う感染症を繰り返すため，鑑別を要する．

自己炎症性疾患の発熱発作では，白血球増多，CRPや血清アミロイドAの上昇，赤沈の亢進などの非特異的な炎症反応がみられる．クリオピリン関連周期熱症候群やTNF受容体関連周期性症候群の重症例は，間欠期が不明確で，炎症反応が持続する．Blau症候群は皮膚症状，関節症状，眼症状を主症状とし，発熱は10％程度に留まる．若年性特発性関節炎の鑑別も兼ねて，眼疾患の鑑別を行う．関節症状がある場合には関節超音波を実施する．

▶ 発展的検査

- 罹患臓器の生検
- 遺伝子検査

皮疹がみられる場合には，皮膚生検を行い病理組織学的な評価を行う．

また，細胞機能評価や尿中メバロン酸測定などは，迅速に結果が得られるため診断の補助として有用であるが，専門の研究施設しか行えない．そのため，現状では，遺伝子検査によって診断が確定する．ただし，結果の評価は複雑であり，専門家へのコンサルトが推奨される．

(河合利尚)

5 原発性免疫不全症

primary immunodeficiency disease (PID)

▶ 定義・病態

先天的な免疫能の低下や調節異常をきたす疾患群で,約350疾患が含まれ,その原因となる遺伝子異常も報告されている.臨床症状から,①細胞性免疫と液性免疫に影響する複合免疫不全症,②複合免疫不全症を伴う症候群,③抗体産生不全を主とする免疫不全症,④免疫調節障害,⑤食細胞の減少・機能障害,⑥自然免疫異常症,⑦自己炎症性疾患,⑧補体異常症に分類される.

免疫不全症が疑われる主な症状は,年4回以上の中耳炎,年2回以上の重篤な副鼻腔炎,治療抵抗性の感染症,年2回以上の肺炎,深部感染症,血球貪食症候群などである.

▶ 最初に行う検査

- 免疫学的スクリーニング:血算(好中球数,リンパ球数,血小板数),IgG, IgA, IgM, IgG2 サブクラス,リンパ球幼若化検査(PHA, ConA),ワクチン抗原に対する抗体価,補体(C3, C4), CH_{50},補体価
- 病態評価:CRP,フェリチン,可溶性 IL-2 受容体,抗 EBV 抗体,CMV 抗原(C7-HRP),結核菌 IFN-γ,培養検査,画像検査(X線,CT, MRI)

ヒトの生態防御反応は,自然免疫と獲得免疫(細胞性免疫や液性免疫)から成り,原発性免疫不全症ではその一部が障害される.免疫学的スクリーニングによって,障害される免疫機能を推定する.また,各疾患で易感染性を示す病原体が異なるた

め，血液検査や培養検査，画像検査によって，病原体と障害される臓器を同定することは，診断の参考となる．

好中球数は，生後2週から1歳未満で1,000/μL，1歳以上で1,500/μL 未満を好中球減少とし，特に500/μL 未満で重症感染症に罹患するリスクが高い．リンパ球数は，2歳未満で3,000/μL 未満，12歳未満で1,500/μL 未満，12歳以上で1,000/μL 未満をリンパ球減少とし，著明に減少する場合に複合免疫不全が疑われる．Wiskott-Aldrich 症候群では，血小板が減少し平均血小板容積も低下する．免疫グロブリンの低下は抗体産生不全や複合免疫不全でみられる．汎血球減少と，フェリチンや可溶性IL-2受容体が上昇する場合，血球貪食症候群が疑われる．免疫調節障害では，血球貪食症候群を繰り返すことがある．

▶発展的検査

- フローサイトメトリー（リンパ球サブセット，細胞機能，蛋白発現）
- 好中球機能検査（貪食能，活性酸素産生能）
- 遺伝子検査

免疫不全が疑われたときには，速やかに免疫不全症の専門施設と連携し，診断を進める．

（河合利尚）

1 若年性特発性関節炎

juvenile idiopathic arthritis (JIA)

▶ 定義・病態

全身型若年性特発性関節炎（systemic JIA）：過剰な IL-6・IL-1β による全身性の慢性炎症性疾患で，関節炎と 2 週間以上持続する弛張熱があり，かつ①有熱時の一過性の紅斑（リウマトイド疹），②全身性リンパ節腫脹，③肝臓または脾臓腫大，④漿膜炎（心膜炎や胸膜炎）のうち 1 つ以上を満たすものである．

関節型若年性特発性関節炎：関節滑膜に炎症が起こり，滑膜細胞が増殖・肥厚，pannus（炎症性肉芽組織）が形成され，骨・軟骨の破壊，線維化，関節拘縮が進行する．起床時から午前中の関節のこわばり・疼痛が特徴的であり，微熱や食欲不振を呈することもある．少関節型と多関節型に分類される．

▶ 最初に行う検査

▶ 全身型若年性特発性関節炎

- 尿定性・沈渣，尿生化学（特に β_2-MG，Cr）
- 血算・血液像，一般生化学，凝固検査，CRP，赤沈，血清アミロイドA（SAA），プロカルシトニン
- 免疫学的検査（CH_{50}，C3，C4，IgG，IgA，IgM），抗核抗体，リウマチ因子，フェリチン，MMP-3，IL-6，IL-18

白血球上昇（好中球優位）および CRP・赤沈などの炎症反応高値を認めるが，RF や ANA は通常陰性であり，診断に特異的な検査はない．感染症，悪性腫瘍，他の膠原病・自己炎症症候群などを除外診断することで，systemic JIA と診断する．

マクロファージ活性化症候群（MAS）を合併した場合，汎血

球減少（特に血小板と白血球），CRP の低下に引き続いて尿中 $β_2$-MG 上昇，フェリチンの異常高値，細胞逸脱酵素上昇（AST/LDH/CK），凝固異常（PT 延長，FDP・D-ダイマー上昇），脂質異常（T-Chol 低下，TG 上昇）などが生じ，急速に多臓器不全へいたる．

▶関節型若年性特発性関節炎

- 血算・血液像，一般生化学，凝固検査，CRP，赤沈，血清アミロイド A（SAA），プロカルシトニン
- 免疫学的検査（CH_{50}，C3，C4，IgG，IgA，IgM），抗核抗体，リウマチ因子，MMP-3，抗 CCP 抗体

関節型は全身型に比べて白血球や炎症反応の上昇は少ない．少関節型ではぶどう膜炎の合併が多いため定期的な眼科的診察が必要である．ANA 陽性や RF 陽性例では，ぶどう膜炎合併率の上昇や関節予後の不良がいわれている．

関節破壊の指標として，MMP-3 が有用である．MMP-3 はステロイド投与で上昇するため評価には注意が必要である．抗 CCP 抗体は，全身型では認められず，関節型に特異的であるといわれ，全身型との鑑別や予後の指標として用いられる．

▶ 発展的検査

▶全身型若年性特発性関節炎

- IL-6，IL-18

▶関節型若年性特発性関節炎

- HLA タイピング，造影 MRI 検査

（小椋雅夫）

2 その他のリウマチ性疾患

other rheumatic diseases

▶ 定義・病態

全身性エリテマトーデス(SLE):主に核酸(DNA)に対する自己抗体により,諸臓器に障害が及ぶ全身性の自己免疫疾患である.症状は,発熱・易疲労感・倦怠感・関節痛や,皮膚症状(蝶形紅斑,光線過敏症,円板状紅斑など),腎症状(ループス腎炎)が多い.生命予後に最も影響する合併症は,神経病変と腎病変である(CNSループスとループス腎炎).

若年性皮膚筋炎(JDM):自己免疫性に皮膚や横紋筋の血管炎を起こす疾患である.小児では血管炎を伴った筋炎が病態の主体で,臨床症状としては,筋肉痛・筋力低下に伴う日常生活動作の制限,発疹(ヘリオトロープ疹,蝶形紅斑,Gottron徴候,光線過敏症など)などが多く,重症例では間質性肺炎や消化管潰瘍による穿孔がみられることがある.

Sjögren症候群(SJS):涙腺・唾液腺を中心とした外分泌腺の障害を特徴とする自己免疫性疾患である.SLEなど他の膠原病との合併も多く,高γ-グロブリン血症を呈する.小児の場合,乾燥症状よりも,発熱,環状紅斑などの皮疹,関節痛や反復性耳下腺炎などを契機に診断がつくことが多い.

▶ 最初に行う検査

▶全身性エリテマトーデス(SLE)

- 尿定性・沈渣,尿生化学(尿蛋白定量,β_2-MG,CRP,Crを含む)
- 血算・血液像,一般生化学,凝固検査,赤沈,補体,免疫グ

> ロブリン
> - 抗核抗体（ANA），リウマチ因子（RF），抗 DNA 抗体，抗 ss-DNA 抗体，抗 ds-DNA 抗体，抗 Sm 抗体

▶若年性皮膚筋炎（JDM）

> - 尿定性・沈渣，尿生化学（尿中ミオグロビン）
> - 血算・血液像，生化学（特に AST・LDH・CK・アルドラーゼ*・ミオグロビン），凝固検査，赤沈，補体，免疫グロブリン　*疾患活動性の指標
> - 抗核抗体（ANA），リウマチ因子（RF），抗 ARS 抗体，抗 TIF1-γ 抗体，抗 Mi-2 抗体，抗 MDA-5 抗体，KL-6

▶Sjögren 症候群（SJS）

> - 尿定性・沈渣，尿生化学（尿蛋白定量，NAG，β_2-MG，Cr を含む）
> - 血算・血液像，一般生化学，凝固検査，赤沈，補体，免疫グロブリン（高γ-グロブリン血症を呈することが多い）
> - 抗核抗体（ANA），リウマチ因子（RF），抗 DNA 抗体，抗 SS-A（Ro）抗体，抗 SS-B（La）抗体

▶ 発展的検査

全身性エリテマトーデス（SLE）	腎生検（→ループス腎炎）
皮膚筋炎	KL-6（→間質性肺炎）
Sjögren 症候群	MR シアログラフィ，唾液腺シンチグラム，唾液腺造影，口唇小唾液腺生検

（小椋雅夫）

3 川崎病と鑑別診断

Kawasaki disease and its differential diagnosis

▶ 定義・病態

　川崎病は小児に特有の原因不明の全身性の血管炎症候群である．1967年の発見以来，その数は年々増加し，2015年には16,000人以上の罹患数となった．一過性のものも含めると川崎病では，10%程度の患者に何らかの心合併症を認めるため，早期に診断し治療を開始する必要がある．厚労省研究班による診断の手引きを表1に示す．この基準は満たさないが，他の疾患が否定され川崎病と考えられるものを川崎病不全型とよぶ．

▶ 最初に行う検査

- 血液検査：血算，赤血球沈降速度（赤沈），凝固検査，一般生化学検査，免疫学的検査（IgG，IgA，IgM），血液培養

　血管炎に伴う炎症所見すなわち，以下の所見は「川崎病らしさ」を示している．白血球（とくに好中球）上昇，CRP上昇，赤沈の亢進，血清Na低下，血小板低下（急性期に低下し，後

表1 川崎病診断の手引き（厚生労働省川崎病研究班作成2002年 改訂5版）

①5日以上続く発熱（ただし，治療により5日未満で解熱した場合も含む） ②両側眼球結膜の充血 ③口唇，口腔所見：口唇の紅潮，いちご舌，口腔咽頭粘膜のびまん性発赤 ④不定形発疹 ⑤四肢末端の変化：（急性期）手足の硬性浮腫，掌蹠ないしは指趾先端の紅斑 　　　　　　　　　（回復期）指先からの膜様落屑 ⑥急性期における非化膿性頸部リンパ節腫脹 6つの主要症状のうち5つ以上の症状を伴うものを本症とする．ただし，上記6主要症状のうち，4つの症状しか認められなくても，経過中に断層心エコー法もしくは，心血管造影法で，冠動脈瘤（いわゆる拡大を含む）が確認され，他の疾患が除外されれば本症とする．

表2 川崎病と鑑別診断

感染症	溶連菌，アデノウイルス，エルシニア，EBウイルス，ヒトヘルペスウイルス-6,7，ヒトパルボウイルス，マイコプラズマ，麻疹，風疹，リケッチア，パレコウイルス（乳児）
その他	多型浸出性紅斑，Stevens-Johnson症候群，薬疹（drug-induced hypersensitivity syndromeを含む），sJIA，toxic shock syndrome，乳児型結節性動脈周囲炎，

に上昇），Alb低下，D-ダイマー上昇，FDP上昇を認める．

▶ 発展的検査

- 血液検査：NT-proBNP（BNP），HDL-Chol，フェリチン，IL-18＊　＊保険適応なし
- 尿検査：尿定性，尿沈渣，尿培養，尿定量（β_2-MG)
- 咽頭ぬぐい：アデノウイルス，溶連菌
- （頸部リンパ節腫脹が著明な症例に対して）頸部超音波，頸部CT
- 冠動脈病変評価：心臓超音波，冠動脈CT，冠動脈MRI，冠動脈造影

川崎病の診断は，臨床症状のみで行われるため，類似症状を示す鑑別疾患は多岐にわたる（表2）．各検査を手掛かりに他疾患との鑑別を行う必要がある．

また，細菌やウイルスが検出されたとしても川崎病が完全に否定しきれないときは，継続した心臓超音波検査にて冠動脈病変を評価する必要がある．

〈益田博司〉

1 心筋炎・心筋症

myocarditis and cardiomyopathy

定義・病態

心筋炎：心筋を主座とした炎症性疾患で，重症度は無症状例から，体外補助循環装置を要する重症例まで幅広く，かつ急性・慢性いずれの病態もありうる．人工呼吸器や補助循環などを要する最重症例を劇症型心筋炎とよぶ．

心筋症：活動性の炎症を伴わない心筋疾患であり，血行動態や病理所見，背景疾患などから，特発性拡張型心筋症，肥大型心筋症，拘束型心筋症，左室心筋緻密化障害，不整脈原性右室心筋症，ミトコンドリア心筋症，薬剤性心筋症，筋疾患に伴う心筋症などに分類される．

易疲労，顔色不良，消化器症状，呼吸器症状，尿量減少，浮腫などの心不全の兆候を初発症状とする．心筋炎では胸痛，肥大型心筋症・拘束型心筋症では失神が初発症状の場合もある．

最初に行う検査

- 血中トロポニン（TあるいはI），心電図，胸部単純X線，心臓超音波
- 全身状態評価：BNPもしくはNT-proBNP（心不全の重症度），血算，生化学，凝固（逸脱酵素の評価や，肝機能・腎機能の評価，感染症合併の有無など）

心筋症の心不全急性増悪例においても血中トロポニンが軽度上昇しうるが，通常著明な上昇には至らない．表に代表的な検査所見を提示する．

表　代表的な検査所見

疾患	代表的な検査所見
心筋炎	心電図変化（ST 変化，期外収縮，頻拍，ブロックなどが急速に出現して血行動態を変化させうる），心臓超音波（心室収縮能の低下，心囊液貯留），胸部単純 X 線（心拡大，肺うっ血・胸水），血液検査（血中トロポニン，CK の上昇）
拡張型心筋症	心電図（左側胸部誘導の ST 変化，期外収縮），心臓超音波（左室内腔の拡大，収縮能の低下），胸部単純 X 線（心拡大，肺うっ血・胸水），血液検査（BNP の上昇）
肥大型心筋症	心電図（左室肥大所見，異常 Q 波，ST 変化，期外収縮），心臓超音波（心室筋の肥大，通常収縮能は保たれている，心肥大を認めるが心機能低下と内腔拡大を呈する場合は拡張相の肥大型心筋症を疑う），胸部単純 X 線（病初期には心拡大を呈さず，肺うっ血を伴わないことが多い），血液検査（BNP は，症状の重さに比して，拡張型心筋症よりも上昇しやすい）
拘束型心筋症	心電図（心房負荷所見，ST 変化），心臓超音波（心房の拡大，心室収縮能は正常ないし軽度の低下，心筋の肥大は伴わない），胸部単純 X 線（右 2 弓の突出と，様々な程度の肺うっ血），血液検査（BNP は症状の重さに比して，肥大型心筋症よりも上昇しやすい）

▶ 発展的検査

- 心筋症の場合：冠動脈異常の有無，代謝異常症や筋疾患，ミトコンドリア異常などの鑑別のための検査
- （可能であれば）急性期：心内膜心筋生検を含めた心臓カテーテル，心臓 MRI，Holter 心電図

　心筋炎を疑った場合，急速に劇症型心筋炎に移行する場合があるため，有症状例，不整脈合併例では迅速に高次医療機関へ搬送することが望ましい．

（進藤考洋）

2 慢性心不全

chronic heart failure

定義・病態

心不全とは，心臓に器質的・機能的異常が生じて心ポンプ機能の代償機転が破綻した結果，呼吸困難・倦怠感や浮腫が出現し，それに伴い運動耐容能が低下する臨床症候群である．

原因疾患として，成人では虚血性心疾患が多いが，小児では左冠動脈肺動脈起始症や川崎病性冠動脈瘤を有する者以外ではまれである．小児で多いのは，心筋炎，心筋症，抗がん剤などによる薬剤性心筋症，不整脈である．先天性心奇形による，過剰な容量負荷（心室中隔欠損症，動脈管開存症，弁逆流など）や圧負荷（大動脈弁狭窄症，大動脈縮窄症など）でも心不全を生じる．

乳幼児では，症状が非特異的で，哺乳不良，体重増加不良，消化器症状，喘鳴・咳嗽などの呼吸器症状を認める．年長児では易疲労感，食欲不振，呼吸困難，浮腫，動悸などを認める．

最初に行う検査

- 血算，生化学（腎機能，肝機能，電解質の評価）
- 心不全バイオマーカ：BNP，NT-proBNP
- 胸部X線，心電図，経胸壁心臓超音波

心不全の診断においては，画像検査の占める役割が大きいが，検体検査により全身臓器への影響が評価できる．貧血や腎機能障害は心不全を増悪させる．右心不全では肝うっ血により肝酵素が上昇する．心不全に伴う体液貯留で，低Na血症が生じる．心不全治療に用いられる利尿薬やACE阻害薬で，腎機能

表 BNP, NT-proBNP 値の心不全診断における判断基準

BNP (pg/mL)	NT-proBNP (pg/mL)	
〜18.4	〜55	心不全の可能性は極めて低い
18.4〜40	55〜125	心不全の可能性は低いが,可能ならば経過観察
40〜100	125〜400	軽度の心不全の可能性があるので精査,経過観察
100〜200	400〜900	治療対象となる心不全の可能性があるので精査あるいは専門医に紹介
200〜	900〜	治療対象となる心不全の可能性が高いので精査あるいは専門医に紹介

(日本心不全学会ステートメントをもとに作成)

障害や電解質異常を生じることもある.

ナトリウム利尿ペプチドであるBNPは,心室の負荷により分泌が亢進する.BNP(あるいは前駆体N端側フラグメント:NT-proBNP)は,心不全のスクリーニング,診断,予後予測に有用である(表).呼吸障害や低酸素血症を認めた小児を対象とした研究では,血漿BNP値の心疾患診断能は,BNP 41 pg/mLをカットオフ値とすると感度87%,特異度70%であった.ただし,新生児期は生理的にBNPが高値であり,日齢7以下の新生児ではBNP 170 pg/mLをカットオフ値とするのが適切とされている.

▶ 発展的検査

- 心臓 MRI
- 心臓カテーテル,心内膜生検

心臓超音波で,十分な情報が得られない場合は,心臓MRIや心臓カテーテル,心内膜心筋生検で精査する.

(林 泰佑)

1 アミノ酸/有機酸/脂肪酸代謝障害・尿素サイクル異常症

metabolic defect of amino acid/organic acid/fatty acid, urea cycle disorders

定義・病態

　アミノ酸は蛋白質の構成成分として生体活動に必要不可欠であるが，その代謝や転送にかかわる酵素の欠損により，中間物質の蓄積による毒性や，必要なアミノ酸の欠乏をきたすことにより障害を起こすものがアミノ酸代謝異常症である．そして，アミノ酸代謝の下流にある，カルボン酸類の代謝障害をきたすものが有機酸代謝異常症，またβ酸化経路の酵素欠損などにより起こるのが脂肪酸代謝異常症である．有機酸代謝異常症では，カルボン酸の蓄積による細胞障害やミトコンドリア機能障害，脂肪酸代謝異常症ではβ酸化能の低下によるエネルギー産生障害が中心となる．

　また，アミノ酸代謝の過程で生じるアンモニアは，肝臓で尿素サイクルにより解毒されるが，この過程を担う酵素の欠損により起こるのが尿素サイクル異常症である．高アンモニア血症に由来する徴候が症状の中心となる．

　アミノ酸代謝異常のうち，フェニルケトン尿症，ホモシスチン尿症，メープルシロップ尿症は1977年以降新生児マス・スクリーニング対象疾患となっており，現在わが国では日常診療の場で新規発症例がみつかることはあまりないと思われるが，古典型メープルシロップ尿症の場合は生後早期に重症化する場合がある．また，タンデムマス・スクリーニングの普及により，今後全国的に有機酸代謝異常症や脂肪酸代謝異常症の早期発見例が増加することも予想される．

最初に行う検査

　いずれも希少疾患であるが，一般診療のうえでは，不機嫌，意識障害，けいれん，アシドーシス，低血糖，肝機能異常（急性および慢性），精神運動発達遅滞および退行，筋緊張低下，また突然の心肺停止など，来院の契機や徴候は多岐に及ぶ．

　よって，first line の検査としては，通常ルーチン検査で行う血算，血液生化学検査に加え，血液ガス検査（静脈でも可），血糖，アンモニアを行い，さらに必要に応じて乳酸，凝固能検査も加える．また，特に有機酸/脂肪酸代謝異常症の急性発作時には，タンデムマス質量分析計によるアミノ酸・アシルカルニチン分析や，尿中有機酸分析が診断への大きな手がかりとなるため，血液ろ紙や尿は保存しておく．なぜならば，治療によって発作期から寛解期に入ると，検査値が正常化する，または非特異的となることがあるためである．特に入院中は輸液により患者にとっては平常時よりも水分の補充が多くなり，尿中有機酸分析などは見かけ上は速やかに正常化する場合がある．検体が確保できるのであれば，血中/尿中アミノ酸分析，血清ケトン体分画の検査も考え多めに保存しておく．

　血液ガス分析でアニオンギャップが 20 を超える場合には有機酸/脂肪酸代謝異常症の存在を疑い，また，脱水の所見が強いにもかかわらず，BUN が極めて低値の場合には尿素サイクル異常症，脱水や低血糖があるにもかかわらずケトーシスがない場合には脂肪酸代謝異常症を考えるなど，一般検査である程度推測できる場合がある．

　逆に，高アンモニア血症を示すとされる有機酸代謝異常症などでも，アンモニア値の上昇が軽度にとどまり，採血手技やその時の全身状態に起因する程度の上昇と判断されたり，脂肪酸代謝異常症において筋肉のエネルギー産生不足による障害か

表1　タンデムマス検査で指標となる物質

	フェニルケトン尿症	BH4欠損症	高チロシン血症	メープルシロップ尿症	ホモシスチン尿症	高メチオニン血症	ヒスチジン血症	高グリシン血症	高乳酸・高ピルビン酸血症	NICCD・シトリン欠損症	CPS1欠損症	OTC欠損症	シトルリン血症1型	アルギニノコハク酸尿症	アルギニン血症	HHH症候群	OAT欠損症	高リジン血症	高プロリン血症	ヒドロキシプロリン血症	サルコシン血症	カルノシナーゼ欠損症	高β-アラニン血症
フェニルアラニン	●	●																					
チロシン			●																				
バリン, ロイシン, イソロイシン				●																			
ホモシスチン					●																		
メチオニン						●																	
ヒスチジン							●																
グリシン								●															
アラニン									●	●													
シトルリン										●	●	●	●	●									
スレオニン																							
グルタミン										●	●	●											
アルギノコハク酸														●									
アルギニン															●								
オルニチン																●	●						
リジン																		●					
プロリン																			●				
ヒドロキシプロリン																				●			
サルコシン																					●		
カルノシン																						●	
β-アラニン																							●

ら，慢性的に軽度の高CK血症が続く場合など，一見非特異的な所見であってもこれらの疾患を疑うべき場合があり，病歴や家族歴と照らし合わせて検査を進めていく必要がある．

▶発展的検査

　上記の検査や一般検査所見では判然としない場合でも，経過からアミノ酸/有機酸/脂肪酸代謝異常症，尿素サイクル異常症

■ アミノ酸/有機酸/脂肪酸代謝障害・尿素サイクル異常症

表2 タンデムマス検査における指標カルニチン

指標カルニチン	全身性カルニチン欠乏症	メチルマロン酸血症	プロピオン酸血症	イソ吉草酸血症	βケトチオラーゼ欠損症	メチルクロトニルグリシン尿症	ヒドロキシメチルグルタル酸血症	マルチプルカルボキシラーゼ欠損症	グルタル酸血症1型	グルタル酸血症2型	MCAD欠損症	VLCAD欠損症	TRANS欠損症	CPT2欠損症	LCHAD欠損症	CPT1欠損症	基準値(nmol/mL)
C0	●																<8
C3		●	●														>3.5
C3/C2比		●	●														>0.25
C5				●													>0.7
C5:1					●												>0.2
C5-OH						●	●	●									>1.0
C5-DC									●								>0.3
C8										●	●						>0.3
C10											●						>0.35
C14:1												●					>0.4
C16													●	●			>8
C16OH															●		>0.2
C0/(C16+C18)比																●	>100

を疑う場合には，タンデムマス検査や尿中有機酸分析を速やかに行うことを考える．発作時検体のほうが診断的価値が高いため，症状，経過が非特異的であって，すぐには提出を考えないケースでも後の検索に備え最低限検体を保存しておくべきである．タンデムマス検査で指標となる物質を**表1，2**に示す．

疾患によっては特異的な治療があるため，タンデムマス検査や尿中有機酸分析，臨床経過も考え合わせて疑われる疾患を絞り込めたときには，さらに酵素活性測定，遺伝子検査に進み可能な限り確定診断する．

（奥山虎之）

2 ライソゾーム病・ペルオキシソーム病

lysosomal storage disease and peroxisomal disease

▶ 定義・病態

ライソゾーム病：ライソゾーム酵素の欠損により未分解の基質が臓器に蓄積し，機能障害を引き起こす．

ペルオキシソーム病：細胞内小器官であるペルオキシソームの形成異常や酵素欠損が原因である．

▶ 最初に行う検査

疾患	検査	理由
ムコ多糖症，ムコリピドーシス	尿中ウロン酸（ムコ多糖）定量・定性	ムコ多糖症では，尿中ウロン酸の排泄増加，定性パターンの異常を認める．ムコリピドーシスでは排泄異常は認めない
Gaucher 病	血算，酸性ホスファターゼ，アンギオテンシン転換酵素	貧血・血小板減少，酸性ホスファターゼおよびアンギオテンシン転換酵素の上昇がみられる
Pompe 病	CK, ALT, AST, LDH, ALD, BNP	筋逸脱酵素 CK, ALT, AST が上昇する
Fabry 病	一般検尿（マルベリー小体・細胞の有無），尿中グロボトリアオシルセラミド（GL-3）	小児期の Fabry 病は特徴的な検査値異常は認めない．尿中マルベリー細胞の出現，GL-3 値の増加は特徴的である
Niemann-Pick 病	LDL-C, HDL-C, トリグリセリド，酸化コレステロール（オキシステロール）	A/B 型は，高トリグリセリド血症，低 HDL 血症，高 LDL 血症がみられることがある．C 型は特異所見を示すバイオマーカーがないが，オキシステロール高値がみられることがある
ライソゾーム酸性リパーゼ欠損症	一般肝機能検査，総コレステロール，トリグリセリド，HDL-C, LDL-C	高脂血症，HDL-C 低値，LDL-C 高値を認める
ペルオキシソーム病	極長鎖脂肪酸	副腎白質ジストロフィー，Zellweger 症候群では極長鎖脂肪酸が増加する．副腎白質ジストロフィーは頭部 MRI 所見が診断に有用

▶ 発展的検査

疾患	検査	理由
ムコ多糖症,ムコリピドーシス	ライソゾーム酵素活性測定,遺伝子検査	ムコ多糖症は,該当する型の白血球中酵素活性低下がみられる.ムコリピドーシスでは,白血球中酵素活性は上昇せず,血漿中酵素活性のみが上昇する
Gaucher 病	骨髄検査,グルコセレブロシダーゼ活性,*GBA* 遺伝子検査	骨髄中に泡沫細胞(Gaucher 細胞)を認める
Pompe 病	酸性αグルコシダーゼ活性,*GAA* 遺伝子検査,筋生検	確定診断には酵素活性測定が有用だが,活性低値を示す非罹患者(偽欠損)がいることに注意.偽欠損の鑑別には遺伝子検査が必要である.他の筋疾患との鑑別に筋病理組織は有用である
Fabry 病	αガラクトシダーゼ活性,*GLA* 遺伝子検査,腎生検,心生検	男性は酵素活性で診断可能.女性では酵素活性が正常のことがあるため,遺伝子検査が必要.腎生検・心生検の病理所見像でも診断は可能である
Niemann-Pick 病	酸性スフィンゴミエリナーゼ活性(A・B 型),骨髄検査,皮膚生検(フィリピン染色),*ASM* 遺伝子(A・B 型),*NPC1/NPC2*(C 型)遺伝子検査	骨髄中に泡沫細胞(Niemann-Pick 細胞)を認める.C 型では,培養線維芽細胞のフィリピン染色で遊離型コレステロール蓄積が特徴的である
ライソゾーム酸性リパーゼ欠損症	ライソゾーム酸性リパーゼ活性,*LIPA* 遺伝子検査,肝生検	病理所見では,小滴性の脂肪沈着像を認める
ペルオキシソーム病	尿中有機酸分析,フィタン酸,プリスタン酸,プラスマローゲン,胆汁酸,遺伝子検査,皮膚生検,副腎機能検査	他のペルオキシソーム病は,極長鎖脂肪酸,フィタン酸,プリスタン酸,胆汁酸,プラスマローゲンの増減パターンと臨床症状を組み合わせる.確定診断は,線維芽細胞の免疫染色や遺伝子検査による

(小須賀基通)

3 ミトコンドリア異常症

mitochondrial diseases

▶ 定義・病態

　ミトコンドリアでは酸化的リン酸化によるATP産生によって，生命活動に必要なエネルギーが作られる．ミトコンドリア病はこのエネルギー産生にかかわる酵素の異常症であり，ピルビン酸脱水素酵素複合体，トリカルボン酸回路，呼吸鎖，ATP合成酵素などの異常が含まれる．

　臨床症状は，酵素異常により様々な臓器でエネルギー不足が生じることで起こる．エネルギーを多く必要とする臓器で不足が生じやすいため，脳，骨格筋，心臓，腎臓，網膜などが障害を受けやすい．また，異常なミトコンドリアが存在する臓器のパターンは各患者で異なるため，患者ごとに様々な症状を呈する．具体的症状としては，①脳・眼・耳症状：精神運動発達遅滞，退行，脳卒中様エピソード，けいれん発作，筋緊張の異常，不随意運動，小脳性運動失調，網膜色素変性症，視神経萎縮，感音性難聴など，②筋症状：易疲労性，筋痛，筋力低下，眼瞼下垂，外眼筋麻痺など，③心臓症状：心筋症，心筋伝導障害，④その他：新生児死亡，成長障害，糖尿病，肝不全，近位尿細管障害，消化管運動障害・吸収不良，汎血球減少症などがあげられる．

▶ 最初に行う検査

- 血中乳酸・ピルビン酸，中枢神経症状があれば髄液中乳酸・ピルビン酸
- 罹患臓器に合わせた検体検査（筋肉：CK, AST, 肝臓：AST,

> ALT, T-Bil, 凝固系, 腎臓:BUN, Cr, 尿検査, 膵臓:インスリン, アミラーゼ, リパーゼなど)
> - 空腹時血糖, 血中・尿中ケトン体
> - 尿中有機酸分析, アシルカルニチン分析

　検査所見としては, 酸化的リン酸化が障害され嫌気性代謝が進むことで乳酸アシドーシスが生じるほか, 各臓器障害を反映した上記のような検査値異常を呈する. 一方で, 高乳酸血症を呈する他の代謝疾患として, 有機酸代謝異常症や脂肪酸代謝異常症の鑑別を行うことも必要である.

　なお, ピルビン酸は単独では診断的価値が低いが, 乳酸が高値である場合に限り, 乳酸/ピルビン酸比をみることで, 20以上ならば呼吸鎖異常症を, 10程度であればピルビン酸脱水素酵素異常症を, それぞれ疑うことができる.

▶ 発展的検査

> - ミトコンドリア遺伝子検査 (MELASの3243A>G, MERRFの8344G>Aなどを標的とした検査, もしくは全周検査)
> - 筋・肝など罹患臓器の生検 (病理, 呼吸鎖酵素活性分析), 皮膚生検 (線維芽細胞を用いた呼吸鎖酵素活性分析)
> - 核DNAの検索として全エクソーム解析

　前述の症状・所見の組み合わせをみたときはミトコンドリア病を疑い, 発展的検査として画像診断や遺伝子検査, 障害臓器の生検・酵素診断を行うこととなる.

(久保田雅也)

4 金属代謝・核酸代謝・その他

inborn error of metal/nucleic acid metabolism

▶ 定義・病態

　金属代謝異常症（銅代謝異常症）：銅，鉄，亜鉛などの金属は微量ながら生体の機能維持に不可欠な元素である．金属代謝異常症は，主にその吸収や転送にかかわる蛋白質の遺伝子変異が原因となり，当該金属の過剰蓄積もしくは欠乏により引き起こされる．代表的な疾患としては，銅の蓄積症であるWilson病，銅の欠乏症であるMenkes病やその軽症例であるoccipital horn症候群（OHS）があげられる．Wilson病では，①肝障害，②錐体外路症状，③Kayser-Fleischer輪，④血尿など，Menkes病では，①けいれんや退行，②皮膚の過伸展や血管の脆弱性，③頭髪異常（赤毛，縮れ毛）などを認める．

　核酸代謝異常症（Lesch-Nyhan症候群）：核酸（プリン体，ピリミジン体）は，DNAやRNAの構成物質であり，これらの合成と分解には，様々な酵素がかかわっている．核酸代謝異常症は，これら酵素の先天的な欠損を原因とするものである．Lesch-Nyhan症候群はプリン体のサルベージ経路で働くhypoxanthine-guanine phosphoribosyltransferase 1（HGPRT1）の欠損により尿酸が過剰蓄積し，痛風，精神運動発達遅延，不随意運動，筋の硬直，自傷行為などを認める．

▶ 最初に行う検査

> **金属代謝異常症（銅代謝異常症）**
> ● 血清セルロプラスミン，尿中銅排泄量，血清銅，罹患臓器に合わせた検体検査（肝臓：AST，ALT，T-Bil，凝固系，腎

> 臓：BUN，Cr，尿検査，尿 NAG）など）
> **核酸代謝異常症（Lesch-Nyhan 症候群）**
> - 血清尿酸，Cr
> - 尿中尿酸，尿中 Cr

Wilson 病では，血清セルロプラスミン低値，尿中銅排泄量高値，Menkes 病では血清銅・セルロプラスミン低値を認める．OHS では，後頭骨の単純 X 線で角様変化（occipital horn）の確認が有用であり，血清銅やセルロプラスミンは正常～低値を示す．

▶ 発展的検査

> **金属代謝異常症（銅代謝異常症）**
> - 遺伝子検査（Wilson 病：*ATP7B*，Menkes 病・OHS：*ATP7A*）
> - 肝生検（Wilson 病：肝銅含量），皮膚生検（Menkes 病：培養線維芽細胞での銅含量）
>
> **核酸代謝異常症（Lesch-Nyhan 症候群）**
> - 酵素活性測定（赤血球における HPRT 活性値），遺伝子検査（*HRT1*）

Wilson 病，Menkes 病，いずれも責任遺伝子の遺伝子変異が同定できれば確定診断となる．血清セルロプラスミン値，尿中銅排泄量での判定困難時に，Wilson 病では肝生検（肝組織中の銅含量），Menkes 病では培養線維芽細胞での銅含量は診断確定に有用である．

（福原康之）

1 下垂体疾患

pituitary disorders

▶ 定義・病態

下垂体疾患は，間脳・下垂体に先天性あるいは後天性の障害があり，下垂体ホルモン分泌異常をきたす疾患群である(表1)．

GH欠損症では成長障害，先天性では特異顔貌，小陰茎，低血糖を認める．LH・FSH欠損症では二次性徴の欠如または進行の停止がみられ，先天性では男子で小陰茎を認める．ADH分泌不全では尿崩症となる．下垂体機能亢進症は，主として前葉ホルモン産生腺腫により，ホルモンが過剰に産生されるために起こる．また，LH・FSHが年齢に比して早期に分泌されるようになると，中枢性思春期早発症をきたす．

▶ 最初に行う検査

下垂体ホルモン		視床下部ホルモン	初期測定項目	
			血液	尿
前葉ホルモン	GH	GHRH	(GH)，IGF-I	24時間蓄尿中遊離コルチゾール
	ACTH	CRH	ACTH，コルチゾール，DHEA-S	
	LH・FSH	GnRH	LH・FSH，テストステロン/エストロジェン	
	TSH	TRH	TSH，FT3，FT4	
	PRL	(PIF)	PRL	
後葉ホルモン	ADH	(AVP)	血清浸透圧，血漿ADH	尿浸透圧(尿比重)

● 骨年齢，血中，尿中浸透圧

GH，ACTH，コルチゾールは日内変動があり，LH，FSH，DHEA-Sは年齢と思春期のステージで大きく変化するため，結果の解釈は注意を要する．

表1 下垂体機能低下症の病因

先天性
遺伝性 ・複合型下垂体ホルモン欠損症（combined pituitary hormone deficiency：CPHD） ・単独下垂体ホルモン欠損症（isolated pituitary hormone deficiency：IPHD） （その他の）発生分化異常，正中奇形（脳，頭蓋骨形成異常など）
後天性
腫瘍性，自己免疫性（リンパ性下垂体（下垂体茎）炎），血管性，肉芽腫性（ランゲルハンス細胞ヒスチオサイトーシスXなど），感染性，外傷性，鉄過剰症
特発性

表2 下垂体負荷試験

下垂体ホルモン	負荷試験	注意点
GH	アルギニン，クロニジン，グルカゴン，L-DOPA，インスリン，GHRP2負荷試験	●インスリン負荷試験は重篤な低血糖を招くことがあるので，必ずベッドサイドで観察しながら行い，下垂体機能不全が疑われる場合は半量を負荷する
ACTH	CRF，インスリン負荷試験	●コルチゾールを同時測定する ●GHRP2負荷にてACTH・コルチゾールの反応性を認める ●インスリン負荷の注意は上記と同じ
LH・FSH	LHRH，GnRHアナログ負荷試験	●結果の解釈には年齢と思春期のステージを考慮する
TSH・PRL	TRH負荷試験	●FT3を測定すると甲状腺の反応性を同時にみることができる
ADH	水制限試験，高張食塩水負荷試験	●いずれもベッドサイドで観察しながら脱水に注意して行う

▶ 発展的検査

> ● 下垂体ホルモン負荷試験（表2），ホルモン日内変動，下垂体MR，視力・視野検査

（堀川玲子）

2 甲状腺疾患

disorders of the thyroid gland

定義・病態

　甲状腺機能異常は FT3, FT4 が低下する機能低下症と上昇する機能亢進症，および亢進症から低下症に移行する際の機能正常状態に分類され，さらに TSH によって分類された病因を表1に示す．機能低下症では新生児マススクリーニングで発見される以外に，全身倦怠感，成長障害，便秘，浮腫，甲状腺腫，さらには ICU や NICU など全身状態悪化を機に発見される．一方，甲状腺機能亢進症は甲状腺の TSH 受容体抗体によって甲状腺機能が亢進する Basedow 病と，炎症により破壊された甲状腺から甲状腺ホルモンが漏出する病態の中に甲状腺自己抗体による hashitoxicosis，甲状腺内の結節が自律的に甲状腺ホルモンを過剰産生する Plummer 病がある．

最初に行う検査

　表2に示すように TSH, FT3, FT4, 血算，一般生化学，炎症マーカーを測定し機能低下か亢進かそれらが炎症性によるものか否かを判断する．次に低下であれば甲状腺自己抗体，亢進であれば TSH 受容体抗体を測定する．なお TSH 受容体抗体には刺激型抗体や阻害型抗体も存在するが保険適応に留意して検査する．新生児マススクリーニングで高 TSH 血症もしくは低 FT4 血症を指摘された患者では TSH, FT3, FT4 に加えて T4 もしくは TBG 定量を同時に測定することで TBG 欠損症を鑑別できる．サイログロブリンを測定し高値を認めた場合は DUOX 変異による甲状腺機能低下症の可能性がある．さらに単純 X 線撮影で大腿骨骨端骨核を認めなければ胎内ですでに不足していたこと

表 1 TSH・FT4・FT3 の異常値を示す疾患

TSH	FT4, FT3	考えうる病態
高値	高値	SITSH（TSH 不適合分泌症候群） TSH 産生腫瘍 甲状腺ホルモン不応症（Refetoff 症候群） 薬剤（アミオダロン，メトクロプラミド，ドンペリドンなど） 潜在性甲状腺機能低下症（TSH レセプター遺伝子異常） 原発性甲状腺機能低下症
	正常	橋本病 先天性甲状腺機能低下症（クレチン症）
	正常〜低値	出産後一過性甲状腺機能低下症 原発性粘液水腫 甲状腺摘出術後，RI 治療後 亜急性甲状腺炎の回復期 薬剤（リチウム，ヨードなど）
正常	高値	甲状腺ホルモン不応症（Refetoff 症候群） 甲状腺ホルモン抗体の存在 正常（橋本病の可能性は否定できない）
	正常・低値	non-thyroidal illness，セレン欠乏（FT3 のみ低値）
低値	高値	甲状腺中毒症 甲状腺機能亢進症 Basedow 病 Plummer 病，中毒性多結節性甲状腺腫 破壊性甲状腺中毒症 亜急性甲状腺炎，無痛性甲状腺炎 出産後一過性甲状腺中毒症 医原性甲状腺中毒症 甲状腺ホルモン摂取過剰 潜在性甲状腺機能亢進症
	正常	中枢性甲状腺機能低下症
	低値	下垂体性（下垂体炎，Sheehan 症候群，複合型下垂体ホルモン分泌低下症，TSH 単独欠損症） 視床下部性（TSH 正常から高値のことあり） 薬剤（グルココルチコイド，ドパミン，フェニルブタゾン，アスピリン，フロセミドなど）

(内村英正：日本臨牀 68（Suppl 7）：277-282, 2010 をもとに作成)

を示唆する．また甲状腺機能低下症では成長率低下と骨年齢の遅延が認められるため成長曲線の作成と骨年齢X線も評価する．

表 2　必要な検査

検体	検査項目
血液	TSH, FT3, FT4 サイログロブリン, TBG 甲状腺自己抗体（TSH 受容体抗体, 抗サイログロブリン抗体, 抗 TPO 抗体） 血算, 一般生化学
尿	尿中総ヨウ素
画像	大腿骨骨端骨核（新生児マススクリーニング陽性例） 骨年齢 甲状腺超音波

▶ 発展的検査

　新生児マススクリーニング陽性例で尿中総ヨウ素濃度（部分尿でクレアチニン補正）が異常高値を認めた場合は，胎内および母乳による母親由来の過剰なヨウ素曝露による甲状腺機能低下の可能性を示唆する．

　自己抗体を認めない甲状腺機能低下症でTRH負荷試験を行うとTSHもFT4も無反応であれば下垂体性，TSH頂値の過大反応を認めれば原発性，過大遷延性反応を認めれば視床下部性を考える．FT3のみが低値をとるときはICU，NICUなどで消耗時に生体が代謝を下げる反応であるnon-thyroidal illness，ステロイド投与によるT4からT3への変換抑制，特殊ミルクや重症心身障害児などで長期に経管栄養を行われている場合のセレン欠乏にも注意を要する．

　甲状腺超音波検査では甲状腺の位置，大きさ，血流，実質の輝度，結節の有無と充実性であるか濾胞性であるか，結節内の血流や石灰化の有無などの内部構造，皮膜が保たれているか，周囲への浸潤の有無について観察する．甲状腺内に径2cm以上の結節でサイログロブリンの異常高値を伴う場合は腫瘍を疑い，針生検もしくは外科的に生検を行う．

　甲状腺腫瘍が疑われる場合，ヨード制限などが不要なTcシ

ンチを行うと甲状腺への集積の欠損を認めるが癌を疑った場合は,針生検では偽陰性があるため外科的に切除して病理診断を行う.小児では高頻度に甲状腺超音波検査時に異所性胸腺を認めるため鑑別に注意する.

(内木康博)

MEMO

3 副甲状腺疾患

disorders of the parathyroid gland

▶ 定義・病態

副甲状腺疾患は主細胞から分泌されるPTHの過分泌・分泌不全・抵抗性が原因で起こる．PTHは主に骨吸収を促進することで血清Ca値を上昇させ，腎尿細管でP再吸収を抑制することで血清P値を低下させる．原発性または三次性副甲状腺機能亢進症は高Ca血症が存在するにもかかわらず，PTHが正常上限〜高値を示す．二次性は血清Ca値低下に対する正常反応としてPTH分泌が亢進した状態を指す．副甲状腺機能低下症は低Ca・高P血症を示し，PTH分泌不全（原発性副甲状腺機能低下症）とPTH抵抗性に大別される．

具体的症状：①低Ca血症：急性（けいれん，テタニー，Trousseau徴候，QT延長，低血圧），慢性（多くは無症状，異所性石灰化），②高Ca血症：活気不良，消化器症状，多飲・多尿，腎結石・腎石灰化，QT短縮．

▶ 最初に行う検査

- 血清Ca, P, Alb, ALP, Mg, 血液ガス（イオン化Ca），インタクトPTH（iPTH），25-OHビタミンD，腎機能評価
- 尿中Ca, P．（随時尿の場合はCr比で評価）

PTH分泌不全・抵抗性の鑑別診断については表を参照する．先天性心疾患，特徴的な顔貌，腎異形成，難聴，小陰茎などの合併の有無は原疾患の特定に重要である．低Mg血症はPTH分泌不全・抵抗性を起こしうる．Albright徴候（低身長，肥満，円形顔貌，短指症）を認める場合には偽性副甲状腺機能低下症

表 PTH 分泌不全と抵抗性の鑑別疾患

PTH 分泌不全	22q11.2 欠失症候群，CHARGE 症候群，HDR 症候群，HRD 症候群，Kenny-Caffey 症候群 1・2 型，Mg 欠乏，高 Ca 尿性低 Ca 血症，副甲状腺欠損，ミトコンドリア病，自己免疫疾患，全身疾患など
PTH 抵抗性	偽性副甲状腺機能低下症，偽性偽性副甲状腺機能低下症，先端異骨症など

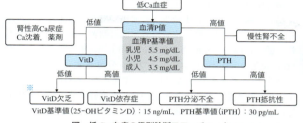

図　低 Ca 血症の鑑別診断フローチャート
※新生児・乳児期早期は血清 P 値が低値でないこともある
(小児内分泌学会編：小児内分泌学．2009 をもとに作成)

(PHP) が疑われるが，PHP の低 Ca 血症は通常 3～8 歳以降に明らかになる．図に低 Ca 血症の鑑別診断フローチャートを示す．

▶ 発展的検査

- Ellsworth-Howard 試験，画像検査（X 線，CT），1,25-(OH)$_2$ビタミン D，FGF-23（保険未収載），遺伝子検査

PTH 抵抗性では PHP を考慮し，Ellsworth-Howard 試験で病型分類を，頭部 CT で異所性石灰化を検索する．X 線でくる病所見を認めるにもかかわらず 25-OH ビタミン D が低値ではない場合，ビタミン D 依存性くる病，低 P 血性くる病を考慮し，1,25-(OH)$_2$ビタミン D，FGF-23 を測定する．

(吉井啓介)

4 副腎疾患

adrenal disorders

定義・病態

副腎皮質機能低下症：全身倦怠感, 食欲不振, 悪心・嘔吐, 便秘・下痢, 腹痛, 体重減少, 低血圧, 皮膚色素沈着などがみられる. ①先天性副腎（皮質）過形成〔副腎ステロイド合成過程（図）に関与する酵素の欠損による〕, ②先天性副腎低形成（性ホルモン分泌不全, ゴナドトロピン分泌不全, 骨格系異常などを伴う）, ③その他にACTH受容体異常やACTH分泌不全による先天性疾患, ステロイド長期投与や副腎出血, 自己免疫疾患による後天性の疾患が考えられる.

副腎皮質機能亢進症：副腎皮質からのグルココルチコイドの慢性的分泌過剰の状態. 小児ではステロイド内服薬や外用剤による医原性のものが最も多い. 腫瘍性としては年少児の副腎腺

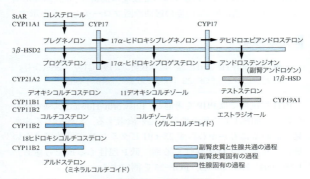

図 副腎ステロイド合成過程

腫，7歳以上ではACTH産生腫瘍によるものが多い．

その他：先天性・後天性に高血圧を認める疾患として，原発性アルドステロン症，褐色細胞腫，AME（apparent mineralocorticoid excess）などがある．

▶ 最初に行う検査

- 病態把握：血液一般生化学（Na，K，Cl，血糖）
- 鑑別：ACTH※，コルチゾールアルドステロン，血漿レニン活性（PRA※），17OHP，尿中遊離コルチゾール（24時間蓄尿），尿中・血中カテコラミン（高血圧疾患など），尿中ステロイドプロファイル　※EDTA-2 Na加採血管

診察所見で色素沈着，低血圧がないか，新生児などであれば外性器異常などが認められないかも確認する．低Na，高K，低血糖があればすぐに治療を開始する．

▶ 発展的検査

- 負荷試験（迅速ACTH負荷試験，中枢性を疑う：CRF負荷試験，インスリン負荷試験，長期経過ではACTH-Z負荷試験，機能亢進症ではデキサメタゾン抑制試験）
- ステロイド日内変動（6時間ごとのACTH/コルチゾール変動）
- 画像検査（腹部超音波，腹部MRI，副腎シンチ）

乳児期以降では日内変動で朝のコルチゾール $5\,\mu g/dL$ 未満は副腎皮質機能低下を疑う．また，夜間コルチゾール $5\,\mu g/dL$ 以上であれば産生過剰を疑う．21水酸化酵素欠損症以外の副腎過形成・低形成は迅速ACTH負荷試験による負荷後のステロイド代謝物の上昇を確認する．

（寺田有美子・堀川玲子）

5 性分化疾患

disorder of sex development (DSD)

▶定義・病態

性分化疾患（DSD）とは，卵巣・精巣や性器の発育が非典型的である状態，と定義される．現在は，染色体と病態に基づいた分類がなされている（表）．

性の分化は，染色体に始まり，性腺の分化，内・外性器の分化の3段階を経て完成する（図）．このいずれかの過程に障害があるとDSDとなりうる．DSDは性腺のみならず，視床下部下

表 染色体構成をもとにしたDSD分類

性染色体異常に伴う性分化異常 (Sex chromosome DSD)	46,XY性分化異常症 (46,XY DSD)	46,XX性分化異常症 (46,XX DSD)
A）45,X（Turner症候群など） B）47,XXY（Klinefelter症候群など） C）45,X/46,XY（混合性性腺異形成，卵精巣性（ovotesticular）DSD） D）46,XX/46,XY（キメラ，卵精巣性（ovotesticular）DSD）	A）Bipotential gonadへの分化異常 ①性腺無形成症 ②泌尿生殖系分化異常 B）卵精巣性（ovotesticular）DSD C）視床下部-下垂体-性腺系（HPG axis）の異常	
	A）性腺（精巣）分化異常 ①完全型性腺異形成 ②部分型性腺異形成 ③精巣退縮症候群 ④SOX9異常によるCampomelic dysplasia など B）アンドロゲン合成障害・作用異常 ①アンドロゲン生合成障害 ②アンドロゲン不応症 ③LH受容体異常 ④AMHおよびAMH受容体異常 C）その他 （重症尿道下裂，総排泄腔外反など）	A）性腺（卵巣）分化異常 ①精巣発生異常 Testicular DSD（SRY＋，dupSOX9） ②性腺異形成症 B）アンドロゲン過剰 ①胎生期アンドロゲン過剰 ②胎児胎盤性アンドロゲン過剰 ③母体性 C）その他 （総排泄腔外反，MURCS，腟閉鎖，Rokitansky症候群など）

（2006年 Consensus statement より改変）

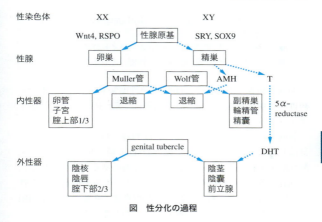

図　性分化の過程

垂体疾患，性ホルモン・ステロイドホルモン産生異常と作用異常（修飾因子の異常，反応性の異常），副腎疾患や腎疾患の合併など，幅広い疾患群を含み，病態も様々である．

DSDは外性器所見が典型的男児/女児であるほか，思春期の二次性徴発来不全でも疑われる．新生児期には社会的性の判定にも関連するので，社会医学的救急疾患として，経験の豊富な専門家のいる施設で扱われるべきである．

最初に行う検査

- 血液検査：電解質，血清コレステロール，染色体検査〔G-banding，SRY（FISH，PCR）〕，性腺系（テストステロン，LH，FSH），副腎系（17OHP，コルチゾール，ACTH，血漿レニン活性（PRA），アルドステロン，AMH，その他のステ

> ロイドホルモン），遺伝子検査用の検体採取（AR，5αR，SF-1，WT1 など）
> ● 尿検査：検尿（尿蛋白），尿中ステロイド分析
> ● 画像検査：腹部超音波・MRI（性腺，内性器の確認）

　初期の検査を上に示す．DSD に急性副腎不全，急性腎不全を合併する疾患があるため，血清電解質（Na，K），尿蛋白は必ずチェックする．

　診断を円滑に進めるために，比較的時間のかかる染色体検査ははじめに提出しておく．女児の DSD で最も頻度の高い 21 水酸化酵素欠損症の診断のため，色素沈着のある症例では早期に 17OHP の測定，尿中ステロイドプロファイルを検討する．性腺，内性器の状態把握のため，腹部超音波，必要であれば MRI を行う．新生児期の社会的性判定にかかわる場合は，できるだけ出生届の期限である生後 14 日以内，遅くとも 1 か月以内に結果が揃うことが望ましいので，検査は迅速に進める．

　新生児期には，正常の男児はテストステロンが上昇している．この上昇は生後 6 か月頃には低下して思春期前の値（現在のアッセイでは感度以下）となる．精巣の存在をみるために抗ミューラー管ホルモン（AMH）測定が有用である（保険未収載）．

▶ **発展的検査**

> ● HCG 負荷試験，尿道・膣造影，LHRH テスト，迅速 ACTH テスト，遺伝子診断

　46,XY DSD または性腺が精巣である（または精巣組織がある）と考えられる場合，テストステロン産生能と合成過程の異常の有無をみるために HCG 負荷試験を行う．できれば負荷試

験の前後で血中・尿中ステロイドを GC/MS 法で測定するとよい．内性器の状態を把握するため，尿道・腟造影を行う．卵精巣性 DSD，性腺異形成の診断は最終的には性腺の病理所見が必須となる．中枢性異常が考えられる場合は，LHRH テストでゴナドトロピン分泌を検査し，ステロイド合成過程の異常が考えられる場合は，迅速 ACTH テストを行う．

思春期の検査は，基本的に新生児期と同様である．社会的心理的な問題が含まれるため，特に女児の内性器・外性器の診察は全麻下で行うなど配慮が必要である．

アンドロゲン不応症，5α還元酵素欠損症などは遺伝子診断が必須であるが，これらを疑っても遺伝子異常が判明しないこともある．

〈堀川玲子〉

MEMO

6 糖尿病

diabetes mellitus (DM)

▶定義・病態

糖尿病はインスリン分泌・作用の不全による慢性高血糖を主徴とし,種々の合併症をきたす疾患群である.遺伝学的要因・環境的要因が複合的に働いて発症する.発症要因によって次のように成因分類がなされる.①1型糖尿病(主として自己免疫によるβ細胞の破壊を原因とする.ただし自己抗体を認めない症例も存在する),②2型糖尿病(遺伝学的要因・環境的要因の相互作用により発症する),③その他の特定の機序・疾患によるもの〔若年発症成人型糖尿病(MODY)や新生児糖尿病,ミトコンドリア病,肝臓・膵臓疾患,薬剤性など〕,④妊娠糖尿病.

▶最初に行う検査

- 糖代謝:血糖値,HbA1c,経口ブドウ糖負荷試験(OGTT)
- 病態把握:自己抗体(GAD抗体,IA-2抗体,インスリン自己抗体,ZnT8抗体,膵島細胞抗体),インスリン
- 緊急性判断:血液ガス,血中・尿中ケトン体,一般生化学

糖尿病診断のために,血糖値,HbA1cの測定を実施する.必要に応じてOGTTも実施する.糖尿病の診断には慢性的な高血糖の証明が必要であり,図のフローチャートを用いる.

成因分類のために,糖尿病の家族歴・遺伝形式,生活歴,糖尿病の発症年齢・経過,身体所見などの情報収集と上記の検査を実施する.緊急治療適応の判断のため,代謝異常や脱水の程度の評価を行う.①血糖値 200 mg/dL 以上かつ,②静脈血 pH <7.3 and/or $HCO_3^-<15$ mEq/L かつ,③尿中/血中ケトン体陽性

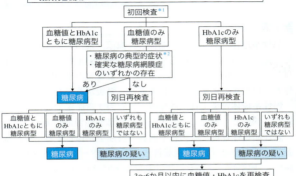

*1 糖尿病が疑われる場合は,血糖値と同時にHbA1cを測定する
*2 糖尿病の典型的症状とは口渇,多飲,多尿,体重減少などである

図 糖尿病診断のフローチャート

の場合には糖尿病性ケトアシドーシスと診断し,加療を行う.

発展的検査

- 病態把握のための検査:グルカゴン負荷試験
- 遺伝学的検査,合併症検査

グルカゴン負荷試験によってインスリン分泌能の評価が可能である.また空腹時血糖値とインスリンの値からHOMA-Rを計算することで,インスリン抵抗性の評価が可能である.MODYや新生児糖尿病に対しては遺伝学的検査が適応となる.

(松本真明・堀川玲子)

1 腎炎・腎症

glomerulonephritis and nephropathy

▶ 定義・病態

急性糸球体腎炎：急性に発症し，血尿，蛋白尿をきたす．腎機能障害や溢水，高血圧を伴うことも多い．A群β溶連菌感染（咽頭炎，膿痂疹）によることが多く，溶連菌由来の腎炎関連抗原との免疫複合体が糸球体に沈着し，腎炎が惹起される．

慢性糸球体腎炎：腎糸球体障害に起因する血尿や蛋白尿が持続する状態で，小児ではIgA腎症や紫斑病性腎炎が多い．

急性間質性腎炎：尿細管や間質の炎症を主体とする．原因は薬剤，免疫疾患（TINU症候群，サルコイドーシス，Sjögren症候群），感染症（エルシニア，レプトスピラ）などがある．

尿異常は蛋白尿，白血球尿を呈するが，腎機能障害に比して尿所見が軽微なこともある．また，原疾患による発熱，皮疹，関節痛などの全身症状を伴うことがある．

▶ 最初に行う検査

- 尿定性，尿沈渣，尿生化，尿定量（蛋白，Cr，Na，$β_2$-MG）
- 血算，血液ガス，腎機能（BUN，Cr，シスタチンC，尿酸），電解質，総蛋白，アルブミン，総コレステロール
- 免疫学的検査（IgG，IgA，IgM，C3，C4，CH_{50}）
- 急性糸球体腎炎（上記に追加）：ASO，ASK，咽頭培養検査，溶連菌迅速検査
- 慢性糸球体腎炎（上記に追加）：肝炎ウイルス（HBs抗原，HBc抗体，HCV抗体）
- 間質性腎炎（上記に追加）：抗核抗体

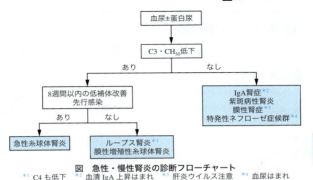

図　急性・慢性腎炎の診断フローチャート
[*1] C4も低下　[*2] 血清IgA上昇はまれ　[*3] 肝炎ウイルス注意　[*4] 血尿はまれ

　診断のフローチャートを図に示す．急性糸球体腎炎では，蛋白尿，血尿を認めるが，ネフローゼ症候群を呈するのはまれである．GFRの低下に伴い，時に高K血症や代謝性アシドーシスも認める．低補体血症は第2経路の活性化によりC3，CH_{50}の低下を認めるが，C4は正常もしくは軽度低下にとどまる．補体低下は8週以内に回復することが多い．C4の低下を伴うときや，低補体血症の回復が悪いときには，ループス腎炎や膜性増殖性糸球体腎炎（MPGN）を疑う．

▶ **発展的検査**

- 急性糸球体腎炎：溶連菌以外の感染症の検査，腎生検
- 慢性糸球体腎炎：抗核抗体，抗dsDNA抗体，抗MPO・PR3-ANCA抗体，抗GBM抗体，腎生検
- 間質性腎炎：抗SS-A抗体，抗SS-B抗体，DLST，眼科併診（ぶどう膜炎）

（佐藤　舞）

2 ネフローゼ症候群

nephrite syndrome

▶ 定義・病態

小児のネフローゼ症候群は，高度蛋白尿（夜間蓄尿で 40 mg/hr/m^2 以上または早朝尿で尿蛋白クレアチニン比 2.0 g/gCr 以上），かつ低アルブミン血症（血清アルブミン 2.5 g/dL 以下）をきたすものと定義される．特発性のものに加え，種々の腎炎や全身疾患，感染症もネフローゼ症候群を呈する（二次性ネフローゼ症候群）．

管理方針は，特発性と二次性ネフローゼ症候群で大きく異なるため，その判断は重要である．特発性であれば約 90％がステロイド治療に反応するがその後半数以上が再発し，再発のコントロールが重要となる．また著しい浮腫，急性腎傷害，高血圧，血栓症，重症細菌感染（腹膜炎）などの合併症に留意する．二次性に対しては原病の治療が中心となる．また1歳未満，特に半年未満の発症例は遺伝子異常に起因するものが多く，管理も異なるため，当初から専門医に相談することが望ましい．

▶ 最初に行う検査

- 尿定性・沈渣，尿定量（蛋白，Cr，Na，K，β_2-MG），血算，生化学，免疫学的検査（IgG，IgA，IgM，C3，C4，CH$_{50}$，抗核抗体），凝固検査，hANP，BNP，（各種感染症）

上記ネフローゼ症候群の定義を満たし，発症が1歳以上であり，腎機能障害や血尿，高血圧などの腎炎症状がなく，全身疾患や種々の症候群を想起させる腎外症状がなければ，特発性の可能性が高い．その場合ステロイド治療から開始する．4週間

以内に寛解すれば，より特発性の可能性が高くなり，通常鑑別のためのさらなる検査は不要となる．

なお特発性ネフローゼ症候群の管理では，浮腫の程度のみならず，血圧，CTR，hANP，BNP，ヘモグロビン値などから血管内容量を評価することが極めて重要である．

▶ 発展的検査

- ASO，ASK，HBs 抗原，抗体，HCV 抗体，HIV 抗体，各種自己抗体，クリオグロブリン，腎生検，遺伝子検査

鑑別すべき疾患には主に以下のものがある．

遺伝性ネフローゼ症候群：遺伝性ネフローゼ症候群の多くは，ステロイド抵抗性の病態をとる．したがってステロイド抵抗性の場合，専門医とも相談のうえ，腎生検に加え遺伝子検査の実施を検討する．

腎炎や全身性疾患によるネフローゼ症候群：溶連菌感染後急性糸球体腎炎（PSAGN），膜性増殖性糸球体腎炎（MPGN），C3腎症，IgA 腎症などの腎炎でもネフローゼ症候群を呈する．血尿，低補体の有無，腎障害などに留意し，腎炎が疑われ蛋白尿が持続する場合，腎生検を行って診断を行う．さらに全身疾患に伴うループス腎炎，紫斑病性腎炎も自己抗体，全身症状などから診断し，病勢に応じて腎生検を行い病型診断，重症度の評価を行い，治療方針を決定する．ステロイド抵抗性の場合，上記遺伝性のほか，特発性でも巣状分節性糸球体硬化症や膜性腎症を呈する場合があり，腎生検が必要である．

感染症：溶連菌感染は上記の通り．B 型・C 型肝炎，HIV で，膜性腎症，MPGN，巣状分節性糸球体硬化症などをきたすことが知られており，一部はネフローゼ症候群を呈する．

〈石倉健司〉

3 慢性腎臓病

chronic kidney disease (CKD)

▶ 病態・定義

慢性腎臓病（CKD）は，①尿異常，画像診断，血液，病理で腎障害の存在が明らか（特に 0.15 g/gCr 以上の蛋白尿の存在が重要），②糸球体濾過量（GFR）＜60 mL/min/1.73 m^2 のうち，①，②のいずれか，または両方が3か月以上持続する病態である．またGFRによって，ステージ1〜5まで分類される（順にGFRが90以上，60〜89，30〜59，15〜29，15未満 mL/min/1.73 m^2）．特にステージ3以上の CKD は進行性で，いずれ腎代替療法（透析や腎移植）が必要になるため，早期に腎臓専門医にコンサルトする．また成長・発達の障害，心血管障害，骨ミネラル代謝異常，腎性貧血を合併するなど，非常に重篤な病態である．

その原因疾患は多岐にわたるが，ステージ3以上に進行する小児 CKD の約60％が低形成，異形成腎を中心とした先天性腎尿路異常（congenital anomalies of the kidney and urinary tract：CAKUT）である．ここでは CAKUT による CKD を念頭に記す．

▶ 最初に行う検査

- 尿定性・沈渣，尿定量（蛋白，Cr，Na，K，β_2-MG），血算，生化学（シスタチンCを含む）
- 免疫学的検査（IgG，IgA，IgM，C3，C4，CH$_{50}$，抗核抗体）
- 凝固検査，hANP，BNP，血液ガス，腎超音波

腎機能障害を疑ったときに，最初に行うべき検査を上に示す．CKD の診断には，腎機能すなわち GFR の評価が必須である．

CAKUT の診断には腎形態の評価が必要で，腎超音波検査が

最も有用である．低形成腎は腎サイズが正常より小さく，異形成腎のサイズは様々であるが，不鮮明な皮髄境界，囊胞や形態の不整を伴う．エコー輝度は，腎機能低下が明らかな場合は上昇していることが多い．なお，低形成腎と異形成腎はときに合併し，低・異形成腎として一括して扱われることが多い．また臨床上，腎生検で確定診断がなされることは少ない．

▶ 発展的検査

- 鉄プロファイル（血清鉄，TIBC，フェリチン），網状赤血球，PTH intact
- 排尿時尿道膀胱造影，心臓超音波，骨X線，DMSAシンチグラフィ，遺伝子検査，（腎生検）

慢性の腎機能低下と腎形態の異常からCAKUTによるCKDが診断された場合，先に述べた合併症の把握が重要である．さらに超音波で膀胱形態の異常があるなど，閉塞性尿路疾患が疑われた場合や尿路感染症の既往がある場合は，下部尿路の評価も必要となる．シンチグラフィによる分腎機能の評価も有用である．このほか，血圧，成長曲線なども重要な情報である．

近年遺伝子検査の進歩により，CAKUTの原因遺伝子が次々と明らかになっている．特に腎外症状を伴うCAKUT（syndromic CAKUT）は，遺伝子変異が同定される可能性が高い．難聴や耳介奇形を伴うBOR症候群（*EYA1*），眼コロボーマを伴う腎コロボーマ症候群（*PAX2*），鎖肛を伴うTownes-Brocks症候群（*SALL1*）が代表的である．また臨床的にCAKUTとしばしば混同される繊毛病（ネフロン癆や多発性囊胞腎）やrenal tubular dysgenesisとの鑑別などのためにも，遺伝子検査は有用である．

（石倉健司）

4 尿路感染症

urinary tract infection（UTI）

▶ 定義・病態

主として大腸菌などの腸内細菌が尿道を逆行性に感染することで引き起こされる細菌感染症である．膀胱炎が下部，腎盂腎炎が上部尿路感染症と定義されるが，小児では明確に区別することが難しい．診断の遅れは敗血症を招いたり，上部尿路感染症を繰り返すことで将来的な腎瘢痕，腎機能低下につながる可能性があるため，どのような場合に尿路感染症を疑い，尿検査，尿培養を提出するのかが重要である．また，膀胱尿管逆流（VUR），水腎症などの腎泌尿器系の機能，構造異常を伴うことがあるので，適切なタイミングで画像検査を行う必要がある．

具体的症状：年長児では発熱に加えて頻尿，腹痛，背部痛，肋骨脊柱角叩打痛などを認める．乳幼児では発熱以外の症状ははっきりしないことが多いため，明らかな気道症状などがない発熱では UTI を鑑別にあげることが重要である．

▶ 最初に行う検査

- 尿定性（白血球反応，亜硝酸塩），沈渣
- 尿グラム染色，尿培養，血液培養

バッグ尿は，偽陽性が多くなるため培養に提出してはならない．尿培養を提出する際は必ずカテーテル尿で採取する．トイレトレーニングがすんでいる年長児であれば中間尿でよいが，採取前に陰部を清拭することが重要である．尿グラム染色は起因菌の迅速な推定に有用であり，積極的に行うべきである．尿培養は，カテーテル尿の場合 $1 \times 10^{4-5}/\mu L$ 以上を有意とする．

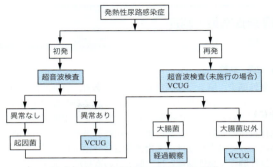

図 小児尿路感染症に対する画像検査の適応

亜硝酸塩は特異度が高い検査であり,陽性であればUTIである可能性は高いが,感度が低いため陰性でもUTIは否定できない.腎盂腎炎の場合,一定の確率で菌血症を伴うため,発熱を伴うUTIでは原則血液培養を採取する.

▶ **発展的検査**

● 腹部超音波,排尿時膀胱尿道造影(VCUG)

初発UTIでは,腎泌尿器系の解剖学的異常の精査目的に腹部超音波検査を施行すべきである.VCUGについては,その被曝,侵襲,コストなどの面から,近年では初発UTI全例に施行するのではなく,図に示した症例に限り施行することが多い.この方針は不要なVCUGを減らすのに有用である一方で,一定数の高度VURを見逃す可能性も示唆されている.

(庄司健介)

1 急性脳炎・脳症

acute encephalitis and encephalopathy

▶ 定義・病態

急性脳炎：脳炎とは脳実質の炎症である．急性期には発熱，頭痛，意識変容・意識障害，けいれんおよび麻痺や失調などの症状を認める．脳炎の病態として，ウイルスや細菌といった病原体自体の直接的な侵襲による一次性脳炎と，免疫介在性の機序によって障害を受ける二次性脳炎に分類される．

急性脳症：急性脳症とは，脳実質の直接的な炎症ではなく，広範囲な非炎症性脳浮腫による脳機能障害が急性に発症し，意識障害が遷延する症候群である．病初期には脳炎か脳症かの判断が困難な場合も多く，急性脳炎・脳症として治療にあたる必要がある．分類にも先行する感染症による分類と臨床病理学的な分類がある．

▶ 最初に行う検査

- 血液検査（一般検査のほか凝固，血糖，アンモニア，乳酸含む血液ガス分析）
- 髄液検査（一般検査，細菌抗原検査，HSV-PCR）
- ウイルス・細菌抗原迅速検査：インフルエンザウイルス，ロタウイルス，マイコプラズマ，溶連菌など
- 各種細菌培養検査（血液，髄液など）
- 急性期検体保存（後述）

急性期には血液，尿，髄液，ウイルス・細菌抗原迅速検査といった一般的な検査以外に，特殊検査提出用検体の保存も重要である（後述）．

▶ 発展的検査

> ◆ 追加特殊検査
> ● 血液：血漿アミノ酸分析，血清ケトン体分画分析，ビタミンB_1（EDTA-2K加），フェリチン
> ● 髄液：ミエリン塩基性蛋白（MBP），神経特異的エノラーゼ（NSE），IgGインデックス，オリゴクローナルバンド，乳酸・ピルビン酸など
> ● 尿（Cr補正値）：VMA・HVA，$β_2$-MG
> ◆ 急性期保存検体
> ● 保存濾紙血（マススクリーニング用濾紙に血液滴下，2〜4時間自然・乾燥後凍結保存）：タンデムマスアシルカルニチン分析に使用
> ● 保存尿検体（凍結保存）：尿中有機酸分析
> ● 保存血清：（分注し凍結保存）自己抗体，腫瘍マーカー検査，抗ウイルス・細菌抗体ペア血清など
> ● 保存髄液（分注し凍結保存）：S100B，GFAP，Tau，サイトカインプロファイルなど
> ● ウイルス分離用検体：髄液，血液，咽頭ぬぐい液，便など

　特殊検査については，やみくもに実施するのではなく，必要な項目や検査を十分吟味したうえでオーダー・提出する．また後に急性期検体が必要となる場合も多く，あらかじめ分注して凍結保存しておく必要がある（項目ごとに提出先が異なることも多いため）．特殊検査については研究レベルで行われているものも多く，適宜同意書の取得および倫理規定について確認する．

　ウイルス分離用容器は検体の採取部位によって異なる．提出先（衛生研究所，感染症研究所など）に確認のうえで採取保存および輸送を行う．

（阿部裕一）

2 筋ジストロフィー

muscular dystrophy

▶ 定義・病態

筋ジストロフィーは「筋線維の変性・壊死を主病変とし，進行性の筋力低下をみる遺伝性疾患」と定義されている．多くは近位筋優位の筋力低下を認め，進行するに従って筋萎縮・仮性肥大・腱反射減弱/消失などを認める．また，呼吸機能障害，心機能障害，嚥下機能障害，中枢神経障害などの合併を認めることも多く，多角的な評価・介入が必要となる．発症年齢・最高獲得運動機能・家族歴は鑑別診断のうえで重要である（表）．

表 筋ジストロフィーの分類

分類	遺伝形式	独歩獲得	心筋障害	呼吸障害	その他
先天性					
福山型（FCMD）	AR	−	+	+	てんかん，滑脳症
Walker-Warburg 症候群（WWS）	AR	−	まれ	+	滑脳症 眼病変
Muscle-eye-brain 病（MEBD）	AR	+後に−	まれ	+	滑脳症 眼病変
メロシン欠損型	AR	−	まれ	++	白質病変
Ulrich 型	AR	半数は+	−	+	遠位関節過伸展
乳児期〜学童期					
Duchenne 型（DMD）	XR	+ 10歳前後で不能	++	++	時に知的障害
Emery-Dreifuss 型	様々	+	++	±	
肢帯型（LGMD）の一部	様々	+	様々	まれ	
学童期以降					
Becker 型（BMD）	XR	+	++	まれ	
肢帯型（LGMD）の一部	様々	+	様々	まれ	
顔面肩甲上腕型（FSHD）	AD	+	−	まれ	感音難聴 網膜異常

最初に行う検査

- 血液検査（CK，AST，ALT，LDH，アルドラーゼ，乳酸，ピルビン酸，甲状腺・副甲状腺機能，電解質，自己抗体）
- 電気生理学的検査（末梢神経伝導検査，F波，針筋電図）
- 骨格筋画像検査（筋CT，筋MRI）

臨床経過と診察所見が大事である．どの部位にどの程度の筋力低下があるのかを評価し，筋ジストロフィー以外の筋疾患（先天性ミオパチー，炎症性筋疾患，代謝性筋疾患，重症筋無力症，ミトコンドリア病など）や神経原性疾患（末梢神経障害，脊髄性筋萎縮症など）との鑑別のために上記の検査を行う．

CKはDMDでは1万単位以上，BMDでは軽度高値～数千台，FSHDでは数百台，FCMDでは数千以上を示すことが多い．

発展的検査

- 遺伝学的検査
- 筋生検

現在では，遺伝学的検査での確定診断が優先されるが，筋生検によってはじめて診断される例も少なくない．保険適応もあり診療報酬ベースでまず検査可能なものとして，FCMDのレトロトランスポゾンDNA挿入を検出するPCR法とDMD/BMDのMLPA（multiplex ligation-dependent probe amplification）法がある．その他の筋ジストロフィーでも病因遺伝子が同定されているが，専門施設のみで行われている場合がほとんどであり，特別に依頼する必要がある．

（川井未知子）

3 先天性ミオパチー

congenital myopathy

定義・病態

筋の正常な発達を司る遺伝子の異常で,筋肉の発生に異常が生じ筋力が低下する疾患群を先天性ミオパチーという.

出生時や乳児期から筋緊張低下がある小児はフロッピー・インファントと一括してよばれる(図).先天性ミオパチーはフ

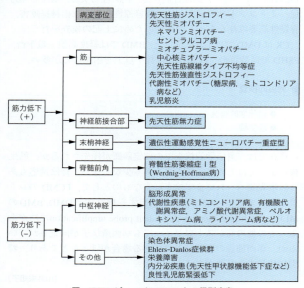

図 フロッピー・インファントの鑑別疾患

ロッピー・インファントの代表的な疾患である.

　先天性ミオパチーは重症度（新生児発症，乳児発症，小児発症，成人発症）と筋病理による分類が基本となる．原因となる遺伝子変異は40種類以上見つかっている．重症度，筋病理と遺伝子変異の関係は複雑であり，同じ遺伝子の変異でも異なる筋病理を呈したり異なる重症度を呈したりする．

▶ 最初に行う検査

- 一般生化学（Na, K, Ca, P, Mg, AST, ALT, BUN, Cr, CK, CRP）
- 先天代謝異常症スクリーニング（血液ガス分析，血糖，血中アンモニア，血中乳酸/ピルビン酸，尿中有機酸，血中アシルカルニチン分析，血中アミノ酸分析）
- 甲状腺機能検査（TSH, FT3, FT4），骨格筋 CT・MRI

　先天性ミオパチーに特異的な一般検査所見はなく，血清CK値も正常～高値まで様々である．そのため，最初に行う検査では代謝性ミオパチーや先天性筋ジストロフィーをはじめとする他疾患の除外が重要である．必要に応じて筋緊張性ジストロフィー遺伝子解析や脊髄性筋萎縮症遺伝子解析を考慮する．

▶ 発展的検査

- 針筋電図，筋生検，網羅的遺伝子解析（先天性ミオパチーパネル）

　筋生検は患者への侵襲が高く検体の処理に特殊な注意が必要であるため，筋病理診断に慣れた専門施設で行うことが望ましい．遺伝子解析は次世代シーケンサーを用いた網羅的な解析が必要であり，結果の解釈も専門性が高い．

（早川　格）

4 細菌性髄膜炎

bacterial meningitis

▶定義・病態

　血行性または直達性に髄腔内に細菌が達し増殖することで炎症が引き起こされる．その結果，髄膜の炎症・脳浮腫・神経細胞障害・脳圧亢進・脳神経麻痺・脳血管障害・硬膜下液体貯留が生じ，以下の症状を呈する．

　臨床症状：発熱・頭痛・嘔吐・髄膜刺激徴候・大泉門膨隆・けいれん・意識障害・神経巣症状など．小児では古典的三徴である発熱・後部硬直・意識障害がそろわないことが多く，特に低年齢では髄膜炎のリスクが高い一方で，軽微な症状しか認めないこともある．

▶最初に行う検査

- 血液検査（血糖値含む），血液培養2セット
- 頭部CT
- 髄液検査（初圧・細胞数/分画・髄液糖/血糖比・蛋白量・グラム染色・細菌培養，可能であれば細菌抗原検査・PCR法）

　髄膜炎に特有の血液一般検査の異常はなく，確定診断は髄液検査による．敗血症を発症し髄膜炎に進展するため血液培養は必須である．特に抗菌薬開始前に髄液採取が困難な場合には血液培養が起因菌同定に重要となる．髄液検査は可能な限り行われるべきだが，すでに脳ヘルニア徴候のある場合には髄液検査は行わず速やかに治療を開始する．意識障害・けいれん・乳頭浮腫・神経巣症状・免疫不全がある場合には，髄液検査前に頭部CTで脳ヘルニアの有無を確認する．髄液検査を行うことで

治療開始が 1 時間以上遅れる場合は治療優先を考慮する．

▶ 発展的検査

- 髄液検査の再検
- 頭部 MRI・ABR・脳波
- 免疫不全症のスクリーニング

髄液検査の再検は臨床経過がよくない場合・新生児のグラム陰性桿菌による髄膜炎で推奨される．続発症/後遺症として水頭症・難聴・てんかんなどが知られており，疑った場合や臨床診断の難しい乳幼児ではスクリーニングとして頭部 MRI・ABR・脳波を考慮する．細菌性髄膜炎の反復例では免疫不全症の精査を行う．

（上田菜穂子）

MEMO

1 免疫性血小板減少性紫斑病・血友病

immune thrombocytopenia (ITP) and hemophilia

▶ 定義・病態

ITP：血小板膜蛋白に対する自己抗体が血小板に結合する結果，脾臓での血小板破壊が亢進し，血小板減少をきたす自己免疫性疾患である．除外診断が主体であり，血小板減少をもたらす基礎疾患や薬剤の関与について図を参考に除外する．

血友病：凝固第Ⅷ因子・第Ⅸ因子の量的・質的異常によるX連鎖劣性遺伝を示す先天性の出血性疾患である．反復する紫斑に加え，大関節や筋肉内などの深部出血が多い．

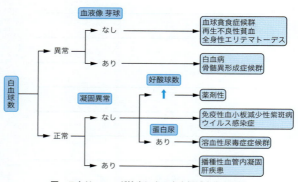

図　スクリーニング検査による血小板減少症の鑑別

最初に行う検査

- 血算,血液像(血小板の大きさ,形態にも注意)
- 生化学(LDH,尿酸,Cr,総ビリルビン,ALT)
- APTT,PT-INR,FDP

血小板単独の減少か,他の血球異常を伴うかを確かめる.採血に手間取った際の異常値を忘れない.抗凝固薬(EDTA)を使わない塗抹標本で確認し,偽性血小板減少症を除外する.

発展的検査

- 凝固第Ⅷ因子・第Ⅸ因子活性,von Willebrand 因子活性,交差混合試験
- ヘリコバクター・ピロリ検査,抗核抗体,検尿,腹部超音波(肝脾腫),血小板凝集能

ITP:骨髄検査は原則として不要.異型細胞陽性,二系統以上の異常,MCV>110 fL では考慮する.PAIgG の診断的価値は少ない.抗血小板自己抗体検査は有用.血中トロンボポエチン値,網血小板比率,母体血抗 HPA 抗体は参考になる.全て保険適用外であり,多くの施設では実施しがたい.

巨大血小板が一様にみえたら MYH9 異常症や Bernard-Soulier 症候群を,小型血小板では Wiskott-Aldrich 症候群を鑑別する.難治性慢性血小板減少症では先天性血小板減少症・異常症を鑑別する.国立成育医療研究センター血液内科に相談できる.

血友病:後天性との鑑別に交差混合試験,凝固因子製剤の補充療法開始後には中和抗体(インヒビター)を調べる.

〔石黒 精〕

2 血栓症

thrombosis

▶ 定義・病態

　血栓症は過剰な止血作用によって形成された血管内の病的な血栓が，血液循環を阻害して臓器障害を生じる疾患である．血管内皮の傷害，血流変化，凝固因子と凝固制御因子の総和である凝血能の亢進が相互に作用して，血栓は形成される．

　小児では遺伝性疾患が多いので，家族歴を詳細に聴取する．遺伝性血栓性素因が基礎にある血栓症は小児や若年成人で発症し，再発しやすい．表に年齢別血栓性疾患を示す．

表　年齢別血栓性疾患

新生児期・乳児期早期	乳幼児期以降
遺伝性血栓性素因	遺伝性血栓性素因
プロテインC欠乏症 プロテインS欠乏症 　（ホモ・複合ヘテロ接合体）	プロテインC欠乏症 プロテインS欠乏症 アンチトロンビン欠乏症 高リポ蛋白（a）血症 高ホモシステイン血症
後天性（誘因）	後天性（誘因）
中心静脈カテーテル留置 重症感染症 DIC 仮死	悪性腫瘍，L-アスパラギナーゼ使用 抗リン脂質抗体症候群 中心静脈カテーテル留置 重症感染症，外傷，長期臥床 先天性チアノーゼ性心疾患 Fontan手術，Blalock-Taussigシャント 肝移植，川崎病（冠動脈瘤） ネフローゼ症候群，脱水症，ショック ヘパリン起因性血小板減少症 DIC，HUS/TTP（遺伝性含む）

思春期では乳幼児期以降に下記を追加：炎症性腸疾患，リウマチ性疾患，喫煙，エストロゲン含有経口避妊薬

最初に行う検査

- 血算,血液像(破砕赤血球)
- 生化学(LDH, Cr, 間接ビリルビン, ALT)
- フィブリノゲン, D-ダイマー

　ヘパリン,ワルファリン,直接経口抗凝固薬などの抗凝固薬が検査結果に影響するため,解釈に注意する.血小板数の急激な減少,フィブリノゲン値減少とD-ダイマー上昇をみたら血栓症を疑う.

発展的検査

- 原因検索:検尿(血尿とヘモグロビン尿),プロテインC(PC)活性,プロテインS(PS)活性,アンチトロンビン(AT)活性,ハプトグロビン,CH_{50}, ADAMTS13活性,ADAMTS13インヒビター,抗核抗体,ループスアンチコアグラント,アミノ酸分析(血中ホモシステイン,尿中ホモシスチン),リポ蛋白(a), HIT抗体,便中大腸菌ベロ毒素定性
- 部位検索:ドップラー超音波,造影CT, MRの静脈撮影,肺換気血流シンチグラム,(血管造影)

　新生児・乳児期の血栓症や家族歴がある場合では遺伝性血栓性素因を疑い,凝固制御因子であるPC/PS/ATを調べる.年齢別基準範囲(新生児期,乳児期前半にはPC/PS/ATが低値)に注意する.PC/PS/ATの遺伝子検索は九州大学大学院医学研究院・成長発達医学分野に依頼も可能である.

（石黒　精）

3 播種性血管内凝固症候群

disseminated intravascular coagulation（DIC）

▶ 定義・病態

　感染症や悪性腫瘍，熱傷や外傷など様々な要因によって起こる「血管内における凝固の著しい活性化」が本態である．凝固の活性化により微小血栓が生じることでの臓器障害が起こるほか，凝固因子と血小板が消費され，さらに二次的な線溶亢進が起こることで出血傾向が生じる（図）．

　診断基準が日本血栓止血学会や日本産婦人科・新生児血液学会から示されている．

　治療のためにはDICをきたしている基礎疾患を改善させることが原則である．抗凝固療法として，低分子ヘパリンやアンチトロンビン製剤，合成プロテアーゼ阻害薬などを用い，血栓が産生されるのを抑制する．遺伝子組換えトロンボモジュリン製剤による治療効果が示されている．

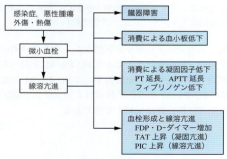

図　DICの病態

最初に行う検査

- 血算：血小板数
- 凝固検査：プロトロンビン時間（PT），活性化部分トロンボプラスチン時間（APTT），フィブリノゲン，FDP，D-ダイマー
- 臓器障害の指標：血液ガス，肝臓（AST・ALT・ビリルビンなど），腎臓（BUN・Crなど）

凝固の活性化による微小血栓が生じることで血小板が消費され，血小板数は低値となる．同様に凝固因子が消費されることで，PT延長，APTT延長，フィブリノゲン低下となる．ただし，感染症などの罹患時には血小板数やフィブリノゲンは反応性に高値となることがあり，DICの初期で代償できている段階ではこれらの検査値では異常がみられないことがある．

FDPやD-ダイマーは，フィブリンがプラスミンによって分解を受けた断片を検出しており，血栓形成と線溶亢進を意味するため，代償期のDICでも上昇する．FDPは一次線溶反応を反映し，D-ダイマーは二次線溶を反映するため，両者の意義はやや異なる．

発展的検査

- トロンビン・アンチトロンビン複合体（TAT）
- プラスミン・α_2-プラスミンインヒビター複合体（PIC）

TATは凝固の亢進により上昇する．一方，PICは線溶の亢進により上昇する．これらはDICの病態において凝固亢進・線溶亢進のそれぞれを把握するために有用である．

（加藤元博）

4 溶血性貧血

hemolytic anemia

定義・病態

赤血球の破壊が亢進し,その結果として貧血となる病態である.赤血球そのものが溶血しやすい先天性溶血性貧血と,自己抗体の産生などによる後天性溶血性貧血に分類される.

先天性溶血性貧血は,膜の異常(遺伝性球状赤血球症など),酵素の異常(G6PD欠損症など),ヘモグロビンの異常(サラセミアなど)など,原因により大別され,後天性溶血性貧血は,自己抗体の種類によって病型が区別される.

最初に行う検査

- 血算:ヘモグロビン,ヘマトクリット,赤血球恒数(MCV,MCH,MCHC),網赤血球,ハプトグロビン

溶血により貧血(ヘモグロビン値の低下)が生じるほか,赤血球内から放出されたビリルビンやLDHなどが上昇する.また,溶血により遊離したヘモグロビンと結合して分解処理するためにハプトグロビンが消費され低値となる.これらの溶血所見に,網赤血球増多による赤血球造血の亢進を確認することで溶血性貧血と診断する(図).

膜の異常と酵素の異常や,自己免疫性溶血性貧血(AIHA)では正球性の貧血となるが,サラセミアでは小球性となる.先天性溶血性貧血の患者がパルボウイルスB19感染症に罹患すると無形成発作をきたすことがあり,網赤血球は低値となる.

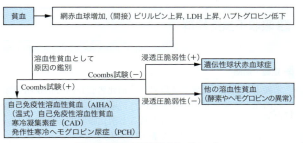

図 溶血性貧血の診断フローチャート

▶ 発展的検査

● Coombs試験（直接・間接），浸透圧脆弱性，Donath-Landsteiner抗体，尿検査

狭義のAIHAは温式抗体により，赤血球の抗原に対する自己抗体（IgG）による脾臓での血管外溶血である．Coombs試験が陽性となる．また，温式AIHAには膠原病など他の自己免疫疾患を合併することもある．寒冷凝集素による溶血は寒冷凝集素症（CAD）とされ，通常はIgM抗体による溶血であり，脾臓での血管外溶血が主体である．直接Coombs試験のみが陽性となることが多い．IgG二相性溶血素（Donath-Landsteiner抗体）による溶血が発作性寒冷ヘモグロビン尿症（PCH）であり，血管内溶血が主体である．

Coombs試験が陰性でAIHA以外の溶血性貧血が疑われる場合には，先天性溶血を鑑別する．頻度としては遺伝性球状赤血球症が最多であり，浸透圧脆弱性をみる．新生児期には偽陰性になることに注意が必要である．

（加藤元博）

1 吸収不良症候群

malabsorption syndrome

定義・病態

栄養素の吸収に必要な3段階（①消化管管腔内と粘膜刷子縁での消化，②腸管粘膜上皮細胞内への吸収，③循環血中への輸送）のいずれかの過程が障害されると消化吸収能が低下する．

各栄養素の主な吸収部位を**表1**に示す．

全栄養素吸収不全症：炭水化物，蛋白質，脂質の全ての吸収が障害された状態．原因として，消化管の栄養吸収部位が広範囲にわたり障害された場合や，膵外分泌不全が多い．

糖質吸収不全症：頻度的には乳糖不耐症が多い．小腸で吸収されなかった糖質は，大腸で腸内細菌による発酵を受け，短鎖脂肪酸や水素ガスが生成される．その結果，浸透圧性下痢，鼓腸，腸管蠕動亢進による腹痛が生じる．

蛋白質吸収不全症：悪臭を伴う下痢，筋肉量の減少，淡く細い毛髪，低蛋白血症による浮腫，低 Ca 血症によるテタニーなどがみられる．

脂質吸収不全症：脂肪便を認め，必須脂肪酸欠乏症や脂溶性ビタミン吸収障害による種々の症状をきたす．トリグリセリドの分解に重要なリパーゼの分泌が障害される場合（膵外分泌不

表1　各栄養素の主な吸収部位

部　位	吸収される栄養素
十二指腸	Ca，Mg，Fe，単糖類（ブドウ糖など）
空腸	蛋白質，脂肪，脂溶性ビタミン（A，D，E），水溶性ビタミン（B_1，B_2，B_6，葉酸，C）
回腸	胆汁酸，ビタミン B_{12}
大腸	水分，電解質

全）や，脂肪の効率的な吸収に重要なミセル形成にあたる胆汁酸が障害される場合（慢性肝内胆汁うっ滞症や回腸末端切除など）に生じることが多い．

最初に行う検査

- 便検査：便潜血，便浸透圧，便 pH，便中還元糖（クリニテスト），便中脂肪，便中 α_1-AT，便中白血球，便中 CD 毒素，便培養，便虫卵・寄生虫検査
- 血液検査：血算，総蛋白，アルブミン，BUN，Cr，血清電解質（Na，K，Cl，Ca，IP），rapid turnover protein（プレアルブミン，トランスフェリン，レチノール結合蛋白），血清鉄，ビタミン（A，B_1，B_2，B_6，B_{12}，C，E，葉酸），凝固能
- 尿検査：一般検尿，尿培養
- 身体計測：成長曲線の評価

吸収不良症候群を疑った際には，成長曲線をつけ，発症時期やパターンを知る．また，血液検査で脱水や栄養状態の評価を行い，必要があれば補正する．

水様便では，便中電解質（便中 Na，K）を測定すると，分泌性下痢を鑑別できる．以下の計算式を用いて osmotic gap（OG）を算出し，表 2 を参考に鑑別する．

osmotic gap（OG）＝ 290 − 2（便中 Na + 便中 K）

表2 分泌性下痢と浸透圧性下痢

	正常	分泌性下痢	浸透圧性下痢
絶食による改善	—	なし	あり
便中 Na	31±2 mEq/L	>100 mEq/L	正常値
便中 Cl	31±2 mEq/L	>100 mEq/L	正常値
OG	≧100 mOsm/L	<100 mOsm/L	≧100 mOsm/L
便 pH	5.0〜8.0	>6	<5

150 第3章●疾患別にみる検査オーダーセット

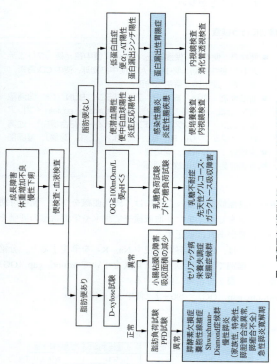

図 吸収不良症候群を疑ったときの検査の進め方

分泌性下痢では，小腸粘膜が障害され，絨毛上皮からの吸収低下あるいは陰窩からの分泌亢進が生じ，便中に多量の電解質を喪失する．コレラ，赤痢，毒素原性大腸菌（ETEC）などが産生する毒素，VIP 産生腫瘍，ガストリン，セクレチンなどの消化管ホルモンの過剰，胆汁酸の過剰などが原因となる．

　便脂肪染色は脂肪吸収障害の評価に有用で，便を SudanⅢ液で染色し 100 倍で 1 視野に 10 個以上の脂肪滴を認めた場合に陽性と判定する．ただし，脂肪負荷量が少なければ偽陰性となる．反対に，乳児（特に未熟児）では，脂肪吸収能が低く，偽陽性となりうる．脂肪便を認めた場合には，膵外分泌機能不全や，消化不良をきたす疾患を疑う．

　クリニテストは便中の還元糖（乳糖など）の有無をみる検査として有用だったが，試薬が発売中止となった．吸収されなかった糖質が結腸の腸内細菌により乳酸や短鎖脂肪酸に分解されると，便 pH が低下する．浸透圧性下痢を認め，便 pH が 5 未満の場合は，糖質吸収不全を疑う．

　低アルブミン血症を認め，消化管からの蛋白質の漏出を疑う場合，便中 α_1 アンチトリプシン（α_1-AT）を測定する．水様便で 10 mg/dL 以上，有形便で 0.92 mg/g 以上の場合，蛋白漏出を考える．

▶ 発展的検査

　図のフローチャートを参考に，検査を進める．各種負荷試験については成書を参照されたい．

（清水泰岳）

2 炎症性腸疾患

inflammatory bowel disease (IBD)

定義・病態

　炎症性腸疾患（IBD）は，消化管に非感染性・非アレルギー性の慢性炎症をきたす疾患の総称で，主には潰瘍性大腸炎とCrohn病が含まれる．近年，若年発症のIBD患者の中に単一遺伝子異常に関連してIBDを発症する患者がいることが明らかとなり，これまでに60以上の遺伝子異常が同定されている．下痢，腹痛，血便で発症することが多いが，肛門周囲病変や痔瘻，口唇の腫れや成長障害のみで発症する症例もあり，少しでも疑った場合には診断のための精査を進めることが望まれる．

最初に行う検査

- 血液検査：血算（分画含む），赤沈，AST，ALT，ALP，γ-GTP，TP，アルブミン，CRP，アミラーゼなど
- 便検査：便培養，クロストリジウム・ディフィシル毒素，便潜血，カルプロテクチンなど
- 画像検査：上下部消化管内視鏡（粘膜生検は必須），小腸カプセル内視鏡，MR-enterography，腹部超音波，バルーン小腸内視鏡，小腸造影など

　IBD患者では，白血球増多，小球性低色素性貧血，血小板増多，赤沈亢進，アルブミン低値を示す傾向にあり，特にCrohn病ではCRPも上昇する．しかしながら，特に病初期は，全ての検査結果が基準値に収まっていることも少なくなく，臨床的に疑いが強い時は内視鏡検査を進めるべきである．画像検査の基本は，可能な限り全消化管を評価することであり，下部消化管

に潰瘍性大腸炎に矛盾しない所見があった患者でも，上部消化管や小腸の評価を行うことでCrohn病と診断される患者が少なくないことに留意を要する．

発展的検査

● 遺伝子診断

　乳幼児期発症例や，非典型的な内視鏡所見・病理所見を示す症例，また，通常の治療に抵抗性の症例の中に，前述の遺伝子病としてのIBD患者が含まれる．これらの診断には専門施設と連携しての遺伝子診断が有効であり，IBDや原発性免疫不全症を診療している施設へ相談することが望ましい．

　わが国での報告が比較的多い疾患として，X連鎖リンパ増殖症2型，IL-10A受容体異常症，IPEX症候群，家族性地中海熱，非特異性多発性小腸潰瘍症，A20ハプロ不全症，Wiskott-Aldrich症候群，分類不能型免疫不全症，慢性肉芽腫症などがある．

(新井勝大)

3 肝　炎

hepatitis

▶ 定義・病態

　肝炎とは肝細胞に生じた炎症のことで，6か月以上にわたる場合には慢性肝炎という．A〜E型までの肝炎ウイルスや自己免疫学的機序によると考えられるもの，非アルコール性脂肪性肝炎などがある．

　肝炎ウイルスによる肝炎は，ウイルスそのものが直接肝細胞を障害するのではなく，ウイルス特異的細胞障害性T細胞，NK，NKT細胞，マクロファージなどが誘導，活性化され，サイトカイン，ケモカインなどを介して感染細胞の障害，排除を中心とした細胞性免疫応答の結果として引き起こされる．肝炎の結果，肝臓の線維化が進めば，肝硬変に至ることもあり，〔B型肝炎ウイルス（HBV）などの感染による場合には〕肝癌を発症することもある．門脈圧亢進による症状や肝不全を呈することもある．

▶ 最初に行う検査

- 全血球計算：WBC，RBC，Hb，Ht，Plt
- 凝固系：PT，APTT，FDP，DD，Fib
- 生化学検査：AST，ALT，LDH，T-Bil，D-Bil，γ-GTP，ALP，TP，Alb，ChoE，T-Cho，Fe，NH_3
- ウイルス学的検査：IgM型HA抗体，HA抗体，HBs抗原，IgM-HBc抗体，HCV抗体，HEV抗体-IgA，抗CMV-IgM，EBV抗VCAIgM抗体，EBV抗VCAIgG抗体，EBV抗EBNA抗体
- 免疫学的検査：IgG，抗核抗体，抗LKM-1抗体

食歴,渡航歴,輸血・薬剤使用歴などを含む現病歴,既往歴や家族歴,現症などにより肝炎が疑われたり,肝炎であることが判明している場合には,その原因,重症度を評価するために,上記のような検査項目を測定する.急性肝炎でも慢性肝炎でも,血小板減少が認められることがあり,生化学検査や凝固能とともに測定する.

小児では肝炎ウイルス以外にもサイトメガロウイルスや EB ウイルスなどによる肝炎も鑑別する.自己免疫性肝炎を診断する際には,上記以外の自己抗体の測定が必要なこともある.

▶ 発展的検査

- ウイルス学的検査:HBe 抗原,HBe 抗体,HBc 抗体,HB コア関連抗原,real-time PCR 法による各ウイルスの DNA や RNA 量の定量検査,ゲノタイプ,薬剤耐性変異など
- 線維化マーカー:Ⅳ型コラーゲン,Ⅳ型コラーゲン・7S,ヒアルロン酸,P-Ⅲ-P,M2BPGi
- 腫瘍マーカー・その他:AFP,フェリチン
- 画像検査:腹部超音波,腹部 CT など
- 肝組織生検

症状や前記検査結果にて判明した原因の種類によっては慢性肝炎の経過をたどっている可能性もあり,また治療法の選択のためにも,さらに上記のような検査が必要になることがある.

〈伊藤玲子〉

4 膵 炎

pancreatitis

▶定義・病態

　膵炎は膵内部およびその周辺に炎症を生じた病態であり，致死的な経過をたどる重症例もある．急性膵炎では組織変化は可逆的である．慢性膵炎は持続的な炎症に伴い膵実質の線維化や膵管拡張，膵石などの不可逆的な変化が生じ，進行すると膵外分泌・内分泌機能の低下を伴う．

　急性膵炎の原因として，胆道拡張症，膵・胆管合流異常などの先天異常のほかに，各種ウイルス感染症や薬剤による有害事象，腹部外傷などがあげられる．慢性膵炎の成因として，膵胆道異常のほかに，自己免疫性膵炎や脂質異常症，遺伝性膵炎があげられる．

▶最初に行う検査

- 診断：膵酵素（血清アミラーゼ・リパーゼなど），画像検査（腹部超音波，必要に応じて造影 CT・MRI）
- 重症度判定：造影 CT，血液ガス（BE, PaO_2），BUN, LDH, Plt, Ca, CRP
- その他：腹部単純 X 線（イレウス像や膵石・腹水評価など）

　激しい上腹部痛や嘔吐症状から急性膵炎を疑った場合は，大量補液・疼痛コントロールを行い，バイタルを安定させながら上記の検査を施行する．

　①上腹部の急性腹痛発作と圧痛，②血中または尿中の膵酵素の上昇，③各種画像検査（超音波・CT・MRI）の2つ以上を満たし，他の原因を除外することで急性膵炎と診断される．

診断後は，モニタリングをしながら繰り返し重症度評価を行い，重症例は適切な施設へ早期に転送する必要がある．成人例では造影CTが重症度判定に用いられ，小児期急性膵炎の重症度判定基準の項目には全身性炎症反応症候群の陽性項目数のほかに，生化学・血液ガスなど上記に示す各種検査項目が含まれている．

▶ 発展的検査

- 外傷性：その他の臓器損傷評価
- 薬剤性：DLST
- 感染性：各種感染症評価（ムンプスやコクサッキーウイルスなどの抗ウイルス抗体，抗マイコプラズマ抗体など）
- 膵胆管合流異常症：MRCP，ERCP（施行可能施設へ転院）
- 自己免疫性膵炎：IgG4（小児では上昇しないこともある）
- 脂質代謝異常：TG，T-Cho，LDL
- 遺伝性膵炎：*PRSS1*，*SPINK1*，*CAP1*

　診断後は，膵炎の原因検索のために，家族歴・既往歴・使用薬剤歴・先行感染の有無を聴取し，身体診察と合わせて評価して，必要に応じて上記検査を施行する．特に繰り返し発症している症例に対しては膵胆管合流異常症や遺伝性膵炎を疑い，MRCPや遺伝子検査を積極的に検討する．また，慢性膵炎を疑う場合は，膵臓の形態変化と外分泌・内分泌機能を評価する．

〈竹内一朗〉

1 中耳炎

otitis media

▶ 定義・病態

　急性中耳炎は急性に発症した中耳の感染症であり，耳痛，発熱，耳漏を伴うことがある．急性中耳炎発症前には通常ウイルス性上気道炎が先行する．ウイルス感染により正常な局所免疫機構が破綻した結果，鼻咽腔で起因菌が増殖する．鼻咽腔の細菌が耳管を経由して中耳腔に到達し急性中耳炎を惹起する．

　免疫能が未成熟な2歳未満の低年齢や保育園児，非母乳栄養児は急性中耳炎難治化の代表的リスクファクターである．

　近年の薬剤耐性菌の蔓延，低年齢保育の増加により中耳炎の遷延化，反復化が問題になっており，適切な診断，治療が重要になっている．

▶ 最初に行う検査

- 細菌学的検査（耳漏・鼻咽腔）：グラム染色，細菌培養同定検査，細菌薬剤感受性検査

　可能であれば抗菌薬投与前に耳漏から細菌検査を行う．鼓膜切開を実施した場合には新鮮な中耳貯留液を採取する．耳漏と鼻咽腔の細菌一致率は肺炎球菌で90％，インフルエンザ菌で80％と報告されており，鼓膜切開を実施しない場合は鼻咽腔の細菌検査で代用する．

　検体採取後，まずはグラム染色を行いグラム陽性双球菌なら肺炎球菌，グラム陰性桿菌ならインフルエンザ菌と推定することができ，抗菌薬の選択に有用である．治療効果が乏しい場合には培養同定検査，薬剤感受性検査の結果で抗菌薬の変更を検

討する.

　起因菌は 2012 年の統計で肺炎球菌 29.2%, インフルエンザ菌 26.7%, モラキセラ・カタラーリス 11.3% となっている. そのうち薬剤耐性菌であるペニシリン耐性肺炎球菌（PRSP）や β-ラクタマーゼ非産生 ABPC 耐性インフルエンザ菌（BLNAR）も高率に検出される.

発展的検査

- 血清 IgG2
- ティンパノメトリー
- 標準純音聴力検査
- 側頭骨 CT

　急性中耳炎の反復例, 重症化例には血清 IgG2 低値例がある. 80 mg/dL 未満の場合, 免疫グロブリン補充療法の適応になることがあるので, 測定しておくと治療の参考になる.

　難治性中耳炎の中には真珠腫性中耳炎が原因となっていることがある. 急性乳突蜂巣炎から硬膜外膿瘍を形成することもあり, 一方, 真珠腫により骨破壊や感染, 耳漏などが認められることもある. これらの鑑別には側頭骨 CT などの画像検査のうえ, 鼓室形成術が必要となる.

　ティンパノメトリーは詳細な鼓膜観察によって急性中耳炎や滲出性中耳炎と診断した後に行われる検査であり, 中耳貯留液の有無を推測する際に用いられる. 低年齢や啼泣などにより検査の協力が得られないことも多い.

　標準純音聴力検査は急性中耳炎による感音難聴の鑑別や滲出性中耳炎の程度を評価することができるが, 3 歳以下では測定することが難しい.

（山口宗太）

2 副鼻腔炎

sinusitis

▶ 定義・病態

　副鼻腔炎とは，副鼻腔の炎症により，鼻閉，鼻漏，頭痛，嗅覚障害，咳嗽などの症状を呈するもので，発症から1か月以内のものを急性副鼻腔炎，3か月以上のものを慢性副鼻腔炎と定義されている．急性副鼻腔炎は，ウイルス感染が発端となり細菌感染に移行した感染症である．急性副鼻腔炎の反復によって慢性副鼻腔炎に移行するが，慢性副鼻腔炎の発症には解剖学的要因，アレルギー，生活環境などが関連する．

▶ 最初に行う検査

- 鼻鏡，鼻腔内視鏡
- 単純X線（Caldwell法，Waters法，頭部側面）
- 細菌培養

　症状から副鼻腔炎を疑う場合，鼻腔内の観察が必須となる．鼻鏡検査で十分観察可能ならよいが，体動が多く深部まで観察が難しい小児において鼻腔内視鏡検査が有用であることは少なくない．膿性鼻汁，鼻粘膜の浮腫，鼻腔ポリープの有無を観察する．

　単純X線検査では副鼻腔の膿汁貯留を確認する．Caldwell法は篩骨蜂巣，前頭洞，鼻腔を，Waters法は上顎洞を観察するのに適している．またアデノイド肥大によっても鼻閉や副鼻腔炎が引き起こされるため，その合併を疑う場合は鼻腔内視鏡検査やX線撮影を行う．

　急性副鼻腔炎の場合，起因菌の同定が必要となるため，鼻汁

の細菌培養検査を行う．主な起因菌は，肺炎球菌，インフルエンザ菌，モラキセラ・カタラーリスである．また，肺炎球菌迅速検査キットも培養検査との一致率が高く有用とされる．

▶ 発展的検査

- アレルギー検査（総 IgE 量，抗原特異的 IgE 値，鼻汁好酸球検査など）
- CT

慢性副鼻腔炎にはしばしばアレルギー性鼻炎が併存するため，その併存を疑う場合は，各種アレルギー検査にて診断する．
副鼻腔の単純 X 線検査は得られる情報が少なく判断に難渋することがあるため，より正確な副鼻腔炎の診断のためには CT 検査が必要である．手術を予定する症例，腫瘍などの他疾患との鑑別が必要な症例，眼窩内・頭蓋内合併症を疑う症例においては CT 検査が必須となる．

（富里周太）

1 白血病

leukemia

▶ 定義・病態

　白血病は血液の悪性腫瘍であり、造血細胞の分化・増殖にかかわる遺伝子の異常によって生じた芽球が自律的かつ無秩序に増殖することで発症する。急性白血病は芽球の形質により、急性リンパ性白血病（ALL）、急性骨髄性白血病（AML）、系統不明な急性白血病（ALAL）に分かれる。その他特殊なものに、慢性骨髄性白血病（CML）、若年性骨髄単球性白血病（JMML）がある。骨髄中の芽球増殖による造血障害のほか、芽球の髄外浸潤による様々な症状を呈する。

　具体的症状：①白血球増多・減少、貧血、血小板減少、②リンパ節腫脹、肝脾腫、精巣腫大、皮膚結節、歯肉腫脹、③発熱、④骨・関節痛、⑤播種性血管内凝固症候群、⑥中枢神経系浸潤：頭痛、嘔気、⑦腫瘍崩壊症候群：高尿酸血症、腎障害、高K血症、高P血症、低Ca血症、⑧胸腺浸潤：上大静脈症候群、上縦隔症候群、など。

▶ 最初に行う検査

- 血算、白血球分画、末梢血標本（May-Giemsa染色）による細胞観察
- 血液生化学検査（AST, ALT, LDH, UA, BUN, Cr, Na, K, Ca, P）
- 血液凝固系・線溶系検査
- 胸部単純X線：特に胸腺腫大の有無
- 頭部CT：頭蓋内出血の有無など

検査所見としては，末梢血血球数の異常や末梢血液中に芽球の出現を伴うことが多い．また，緊急を要する病態（oncologic emergency）の有無の判断が極めて重要であり，腫瘍崩壊症候群や播種性血管内凝固症候群，胸腺浸潤の有無などを確認する．胸腺浸潤を伴っている場合，不用意な体位変換や鎮静処置によって突然の呼吸停止や心停止をきたすことがあるため，注意を要する．

発展的検査

> - 骨髄検査（骨髄穿刺）：骨髄塗抹標本（May-Giemsa染色，ペルオキシダーゼ染色，エステラーゼ染色など），骨髄クロット標本，細胞表面マーカー検査，遺伝子・染色体検査，微小残存病変（MRD）検査，細胞保存
>   ※穿刺吸引が困難な場合には，骨髄生検を行うことが望ましい
> - 脳脊髄液検査：髄液細胞数，髄液細胞診
>   ※通常，抗がん剤の髄腔内注射（髄注）を同時に行う
> - 可能であれば，全身造影CT検査

白血病の確定診断は，穿刺吸引した骨髄液の塗抹標本において，芽球が一定割合以上存在することを形態学的に証明して行う．芽球比率が低い，など診断が確定できない場合は，1～2週間の間隔をおいて繰り返し検査を行う．また，病型診断のために，細胞表面マーカー検査や遺伝子・染色体検査などが必須である．

髄外病変（特に中枢神経系浸潤）の有無の診断も重要であるが，出血傾向が強いなど検査が安全に施行できないときは行わない．

（富澤大輔）

2 固形腫瘍

solid tumor

▶ 定義・病態

小児固形腫瘍（脳腫瘍を除く）で，比較的よく遭遇すると考えられるのは，神経芽腫，横紋筋肉腫，肝芽腫，胚細胞性腫瘍などである．学童期以上の年齢では，骨肉腫や軟部腫瘍の頻度が高い．

▶ 最初に行う検査

- 腹部腫瘍：腹部超音波，造影 CT をまず考える
- 縦隔腫瘍：造影 CT を考える
- 血液検査・尿検査：一般血液検査，凝固検査，尿検査，生化学検査，腫瘍マーカー検査を行う．また生検を考慮した場合，感染症検査を行う

巨大縦隔腫瘍の場合，鎮静をかけることにより気管支が圧排されて呼吸停止となることもあるため，画像検査時には細心の注意が必要である．また，固形腫瘍の触診を行う場合，腫瘍内出血に注意が必要であり，あまり強く押さないことが重要である．

血算（WBC，RBC，Hb，Plt）により，骨髄浸潤の有無を推測する．血管内凝固症候群（DIC）を合併していることもある．神経特異エノラーゼ（NSE）は赤血球や血小板中にも含まれており，溶血することで高値となる場合があり，注意が必要である．α-フェトプロテイン（AFP）は，肝芽腫や肝細胞癌，卵黄嚢腫瘍（yolk sac tumor）で上昇し，治療効果判定および予後判定に有用である．しかし，正常胎児の肝細胞や，慢性肝炎・肝

硬変などにおける再生肝細胞でも生成されるため，腫瘍マーカーとして用いる時には注意が必要である．特異的ではないが，レンズマメ・レクチン（LCA）分画が参考となり，慢性肝炎や肝硬変ではL1分画，肝細胞癌，肝芽腫ではL3分画が増加する．各種腫瘍マーカーは付録4（p.208）を参照のこと．

発展的検査

- 骨髄浸潤を疑った時：骨髄検査（染色体検査，遺伝子検査が必要となる場合も）
- 次に行うべき画像診断：固形腫瘍の種類によって異なる．MRI検査は腫瘍の性状をみるために有用
- ^{18}F-FDG-PET/CT（FDG-PET/CT）検査：悪性リンパ腫や軟部腫瘍などにおいて有用．骨転移を疑った場合は^{99m}Tcシンチ，神経芽腫を疑った場合は^{131}I-MIBGシンチが有用
  ※最終的には，腫瘍生検（原発・転移巣）による病理診断が確定診断のためには必須である．そのため外科系診療科との連携が重要である
- 遺伝子検査：神経芽腫（*MYCN*遺伝子増幅の有無），胞巣型横紋筋肉腫〔*PAX3-FOXO1*（*PAX3-FKHR*）などの融合遺伝子の有無〕，悪性ラブドイド腫瘍（*SMARCB1/INI1*遺伝子欠失の有無），Ewing肉腫（*EWS-FLI1*融合遺伝子の有無）など

神経芽腫の骨髄転移を調べるためには，複数箇所からの骨髄採取を行う．遺伝子検査は，凍結検体がなければなし得ないため，生検時に検体を保存する．さらに，固形腫瘍と診断したら，JCCG登録（固形腫瘍観察研究登録）を行うことを忘れてはならない．

（松本公一）

1 脱　水

dehydration

▶ 定義・病態

　脱水とは体液量の減少を示し，細胞外液量減少（volume depletion）と細胞内液量減少（dehydration）の2つを含むものである．治療にあたっては，問診，身体所見，血液検査所見から，細胞外液，細胞内液のそれぞれの体液区画の，何が，どのくらい失われたのかに注目し，病態にあった適切な補液を選択することが重要である．脱水の重症度（何％の脱水か）と脱水の病態分類（低張性，等張性，高張性）（表）が必要なのはこのためである．

▶ 最初に行う検査

- 身体所見（体重，バイタルサイン，皮膚や粘膜の乾燥，皮膚ツルゴールの低下，毛細血管再充満時間の延長）
- ヘモグロビン（Hb），ヘマトクリット（Ht）
- 尿素窒素（BUN），クレアチニン（Cr）
- 重炭酸イオン（HCO_3^-），電解質（Na，K，Cl）
- 血糖値（低血糖）

　体重の減少が最も脱水の程度を反映するとされているが，健常時の体重が不明であることも多いため，各所見を総合して判断しなければならない．Ht, Hb値の上昇は脱水による細胞外液量の減少，血液濃縮を示唆する所見として重要である．BUN上昇は尿細管での再吸収増加を，血清Cr上昇は細胞外液量減少→糸球体濾過率低下→Cr排泄減少を示している．血清Crは筋肉量に比例するため，年齢に応じた基準値を用いる（p.180：付

表 脱水の分類

	低張性脱水	等張性脱水	高張性脱水
血清 Na（mEq/L）	<130	130〜150	>150
細胞外液量	減少	減少	減少
細胞内液量	正常〜増加	正常	減少
原因	嘔吐, 下痢, 利尿薬, 副腎不全	嘔吐, 下痢, 出血, 熱傷	高熱, 尿崩症, ロタウイルス腸炎
	volume depletion		dehydration

録1参照）．また，尿浸透圧 450 mOsm/kg 以上や，尿比重 1.015 以上は脱水を示唆する所見である．

発展的検査

- 抗利尿ホルモン（ADH），尿中 Na，FENa
- 腹部超音波（下大静脈の虚脱，呼吸性変動の増大）

ADH は下垂体後葉から分泌され，腎集合管での自由水再吸収を促進する．通常，中等度以上の脱水では血漿浸透圧の上昇により分泌が刺激される．ただし中枢性尿崩症では脱水が存在しても ADH は上昇しない．細胞外液量が減少し組織の低灌流を認める場合，腎における Na 再吸収の亢進により尿中 Na<25 mEq/L となることが多い．ただし脱水があっても，水の再吸収の亢進により，尿中 Na が 25 mEq/L 以上となる場合もあり，臨床所見と合わせて評価を行う必要がある．水の再吸収による影響を排除し，腎の Na 排泄を正確に評価するためには，FENa を計算するのが有用である．FENa が 1％未満の場合，脱水による腎血流の低下があると考えられる．

※ FENa ＝（尿中 Na/血清 Na）×（血清 Cr/尿中 Cr）×100

（多賀谷貴史）

2 ショック

shock

▶ 定義・病態

ショックとは，組織の代謝需要に比較して，酸素や栄養の供給が不十分なことから生命の危機に至る状態で，血圧とは無関係であり，収縮期血圧が正常でもショックの可能性がある．

ショックの重症度は収縮期血圧で分類する．生体の代償機序により収縮期血圧が正常範囲内に保たれる場合には代償性ショック，代償機序が破綻し低血圧（表1）に至れば低血圧性ショックと分類する．代償性ショックから低血圧性ショックまで数時間，そこから心停止まで数分で進行する可能性があり，ショックを早期に認識し，迅速な介入が不可欠である．

ショックの徴候：頻脈，冷感・蒼白・網目状の皮膚，毛細血管再充満時間の遅延，末梢脈拍触知不良，脈圧の低下，尿量低下，嘔吐・イレウス（腸管への血流低下），意識レベルの変化など．ショックは原因により表2のように分類される．

▶ 最初に行う検査

- モニタリング：パルスオキシメトリ（SpO_2），心拍数・心電図，血圧・脈圧，意識状態，体温，尿量
- 血液ガス分析：代謝性アシドーシス，乳酸，K，Ca
- 血糖：低血糖

ショックでは，まずABCDEアプローチによる一次評価と，それに続く焦点を絞った病歴聴取および身体診察による二次評価を行いながら，救命のために必要な介入（酸素投与，補助換気，血管確保と輸液蘇生など）を優先して行う．

表1 低血圧の基準

新生児	<60 mmHg
乳児	<70 mmHg
1〜10歳	<(70+年齢×2)
>10歳	<90 mmHg

表2 ショックの分類

循環血液量減少性ショック	出血,嘔吐下痢,広範囲熱傷,浸透圧利尿など
血液分布異常性ショック	敗血症性ショック,アナフィラキシーショック,神経原性ショック(頸椎損傷など)
心原性ショック	心筋炎/心筋症,不整脈,先天性心疾患,薬物中毒など
閉塞性ショック	心タンポナーデ,緊張性気胸,動脈管縮窄症,肺塞栓症など

▶ 発展的検査

- 血液検査:全血球,生化学,電解質(高K,低Ca),凝固機能(DIC)
- 胸部単純X線(緊張性気胸,心陰影,肺水腫など)
- 超音波検査:心臓,FAST(focused-assessment by sonography in trauma)
- 培養検査

このほか,出血や貧血が疑われる場合には血液型・クロスマッチ,中心静脈カテーテルが挿入されている場合には中心静脈血酸素飽和度($ScvO_2$)にて,組織への酸素需要と供給のバランスを評価する.

(大西志麻)

3 薬物中毒

acute poisoning

定義・病態

小児の薬物中毒の多くは患者自身が誤って薬物を内服した場合であるが，このことが必ずしも保護者により目撃され医療者に伝えられるとは限らない．このため診察医は常に中毒を鑑別に考慮しながら診療に望むことが大切となってくる．また他人によって内服させられた可能性も留意すべきである．

薬物による異常は，不機嫌，顔色不良，元気がない，呼吸抑制，多呼吸，チアノーゼ，脈や血圧の異常，けいれん，運動失調，麻痺，散瞳，縮瞳，体温異常など多岐にわたる．治療はABCDEアプローチによる一時評価と，それに続く，気道・呼吸・循環・中枢神経を補助する治療を行う．

最初に行う検査

- 血糖値：多岐にわたる異常を起こすため
- 血液ガス（乳酸値，COヘモグロビンやメトヘモグロビンを含む）：代謝性アシドーシス＋アニオンギャップの開大がある場合，原因にMUDPILES（表1）を考える
- 心電図：不整脈，QRS間隔やQTの延長

発展的検査

- 全血球計算，電解質（カルシウムやマグネシウムも含む），BUNとCr
- 血清浸透圧：計算式での浸透圧との差を確認

> ※浸透圧の計算式：浸透圧＝2×Na＋血糖/18＋BUN/2.8
> ※実測と計算の浸透圧に差がある場合は，エタノール，イソプロパノール，メタノール，エチレングリコールなどの浸透圧物質の中毒を考える

- 肝酵素（AST，ALT），CK，アミラーゼ
- アセトアミノフェン血中濃度（アセトアミノフェン中毒を疑うとき），PT/aPTT（ワルファリン中毒を疑う場合）
- 画像検査：胸部単純X線（呼吸症状がある場合），腹部単純X線（鉄，鉛などX線非透過性物質の中毒を疑う場合．薬物の包みもわかる場合がある），心臓超音波（心血管系作動薬の中毒では心機能を確認．症状の悪化があれば適宜反復）

表1 MUDPILES

M	メタノールとメトホルミン
U	尿毒症（uremia）
D	糖尿病性（diabetic）ケトアシドーシスかほかのケトアシドーシス
P	パラアルデヒド
I	イソニアジド，鉄（iron），先天性代謝異常症（inborn error of metabolism）
L	乳酸性（lactic）アシドーシスを引き起こす病態（ショック，低酸素血症，一酸化炭素中毒，シアン中毒，そのほかの呼吸循環不全を引き起こす薬，または遷延するけいれんを引き起こす薬）
E	エチレングリコール
S	サリチル酸

表2 治療のポイント

- 薬物の消化管からの吸収を防ぐために，活性炭の投与を行う場合がある
- 拮抗薬，解毒薬が存在しないことのほうが多い
- 血液透析，血漿交換を必要とすることもある
- 呼吸循環系が，保存的治療で維持できないときは，extracorporeal membrane oxygenation による体外循環補助が必要となることもある
- 化学物質（煙草を含む），医薬品，動植物の毒による急性中毒については日本中毒情報センターに問い合わせ，情報提供をしてもらうことができる（有料）
  ➤大阪中毒110番（365日24時間対応）072-726-9923
  ➤つくば中毒110番（365日9〜21時対応）029-851-9999
  ➤年齢，体重，曝露時刻，現在の症状，自施設のFAX番号を確認後に連絡するとよい
- 同施設編集の「発生状況から見た急性中毒 初期対応のポイント」も参考になる

治療のポイントを表2に示す．

（佐々木隆司）

4 乳幼児突発性危急事態

apparent life threatening events (ALTE)

▶ 定義・病態

　乳幼児突発性危急事態（ALTE）とは，「呼吸の異常，皮膚色の変化，筋緊張の異常，意識状態の変化のうち1つ以上の突然発症し，児が死亡するのではないかと観察者に思い占めるエピソードで，回復のための刺激の手段・強弱の有無，および原因の有無を問わない徴候とする」と定義される（厚生労働省研究班）．ALTEとは診断名というよりは徴候と捉えるのが妥当であり，その原因検索を積極的に行う必要がある．

　徴候：全身蒼白やチアノーゼのような皮膚色の変化，無呼吸，突然の気道閉塞症状，筋緊張の急激な変化（突然ぐったりするか筋緊張の亢進）．

▶ 最初に行う検査

- 初期評価：ABCDEアプローチにより，気道（Airway），呼吸（Breathing），循環（Circulation），中枢神経系（Disability），体表所見（Exposure）に異常があるかどうかを見極める

　ALTEを起こしうる疾患を表に示す．

表　ALTEを起こしうる疾患

急性期疾患	感染症	敗血症，髄膜炎，脳炎，respiratory syncytial virus infection（RSV）（無呼吸や細気管支炎），百日咳，他の呼吸器感染症
	循環器系	心筋炎
	中枢神経系	頭蓋内出血（外傷を含む）
	消化器系	胃軸捻転，腸重積症
	薬物の影響	麻酔や鎮静の後，薬物誤飲（企図的なものも含む）
	代謝疾患	先天代謝異常症，内分泌・電解質・代謝疾患によるもの

表（つづき）

慢性期疾患	中毒	一酸化炭素中毒
	虐待	
	呼吸器系	上気道閉塞，先天的な上気道奇形，声帯麻痺や声帯の機能不全，喉頭気管軟化症，血管輪，泣き入りひきつけ，嚥下や逆流の際の咽頭反射による一時的な呼吸停止，呼吸調節の異常，未熟性，中枢性低換気症候群など
	心血管系	不整脈，心筋症，先天性心疾患，肺高血圧症
	中枢神経系	けいれん・てんかん，血管迷走神経性失神，キアリ奇形に伴う無呼吸，呼吸調節に異常を与えうる神経疾患
	消化器系	胃食道逆流，嚥下障害

▶ 発展的検査

全血球計算	感染を示唆する所見・貧血の有無
生化学	電解質異常・低血糖（脂肪酸代謝異常症など）の有無，アンモニア
血液ガス	代謝性アシドーシスがある場合は代謝疾患も考慮
髄液	髄膜炎を疑う場合，代謝疾患の評価の一環
血液培養	敗血症を疑う場合
呼吸器関連のウイルス検査	RSウイルスなどの迅速検査，ウイルス疾患の診断のためのPCR検査なども
代謝スクリーニング	タンデムマス
胸部X線	心陰影・肺野の評価（感染症や肺うっ血など），骨異常の有無
顔面・頸部の単純X線	上気道の形態異常の評価
全身骨X線検査	虐待の評価
頭部CT，頭部MRI	頭蓋内占拠病変・出血・脳幹の形態的異常の有無，上気道の形態異常の評価
心臓超音波	心機能と心奇形の有無，肺高血圧症の所見の有無
脳波	けいれん・てんかんの評価，脳炎の評価
眼底検査	頭蓋内圧亢進の評価，虐待を疑うときは網膜出血の有無
心電図	不整脈の有無，Holter心電図検査を行うことも
食道pH検査・上部消化管造影	胃食道逆流の評価，嚥下機能の評価
ポリソムノグラフィー	無呼吸の評価（中枢性か閉塞性か），循環系の評価，睡眠との関連したイベントの評価

（中川　聡）

付　録

付録 1 小児臨床検査基準値

1 生化学検査

①総蛋白（TP）

(g/dL)

年齢	下限値	上限値
0か月	4.7	6.4
1か月	4.9	6.6
3か月	5.1	6.8
6か月	5.3	7.2
1歳	5.7	7.5
2歳	5.9	7.7
3歳	6.0	7.7
6歳	6.2	7.7
12歳	6.3	7.8
15歳	6.3	7.8
20歳	6.3	7.8

②アルブミン（Alb）

(g/dL)

年齢	下限値	上限値
0か月	3.0	4.1
1か月	3.1	4.3
3か月	3.1	4.6
6か月	3.2	4.8
1歳	3.4	4.7
2歳	3.4	4.8
3歳	3.5	4.7
6歳	3.6	4.7
12歳	3.8	4.7
15歳	3.8	4.8
20歳	3.8	4.8

③CPK（CK）

男性

(U/L)

年齢	下限値	上限値
0か月	44	310
1か月	44	315
3か月	43	321
6か月	42	321
1歳	39	299
2歳	43	293
3歳	43	270
6歳	46	230
12歳	51	270
15歳	50	275
20歳	48	240

女性

(U/L)

年齢	下限値	上限値
0か月	44	310
1か月	44	315
3か月	43	321
6か月	42	321
1歳	39	295
2歳	43	290
3歳	43	270
6歳	46	230
12歳	45	210
15歳	41	180
20歳	37	160

④AST（GOT）

男性 (U/L)

年齢	下限値	上限値
0か月	20	62
1か月	21	64
3か月	22	66
6か月	25	68
1歳	23	57
2歳	24	49
3歳	24	43
6歳	24	38
12歳	15	31
15歳	14	30
20歳	14	32

女性 (U/L)

年齢	下限値	上限値
0か月	20	62
1か月	21	64
3か月	22	66
6か月	25	68
1歳	24	57
2歳	24	50
3歳	24	44
6歳	24	38
12歳	15	30
15歳	13	28
20歳	12	27

⑤ALT（GPT）

男性 (U/L)

年齢	下限値	上限値
0か月	11	45
1か月	12	55
3か月	13	56
6か月	13	55
1歳	9	38
2歳	9	34
3歳	9	30
6歳	9	28
12歳	9	32
15歳	9	35
20歳	9	41

女性 (U/L)

年齢	下限値	上限値
0か月	11	45
1か月	12	50
3か月	13	56
6か月	13	55
1歳	9	38
2歳	9	34
3歳	9	30
6歳	9	27
12歳	9	28
15歳	9	29
20歳	9	32

⑥LDH (LD)

(U/L)

年齢	下限値	上限値
0か月	198	404
1か月	201	405
3か月	205	418
6か月	211	428
1歳	202	437
2歳	195	400
3歳	190	365
6歳	175	320
12歳	145	270
15歳	130	250
20歳	120	250

⑦ALP

男性 (U/L)

年齢	下限値	上限値
0か月	530	1,610
1か月	510	1,620
3か月	480	1,620
6か月	420	1,580
1歳	395	1,339
2歳	410	1,250
3歳	420	1,200
6歳	440	1,230
12歳	455	1,500
15歳	270	1,200
20歳	150	410

女性 (U/L)

年齢	下限値	上限値
0か月	530	1,610
1か月	510	1,620
3か月	480	1,620
6か月	420	1,580
1歳	395	1,289
2歳	410	1,150
3歳	420	1,130
6歳	460	1,250
12歳	300	1,380
15歳	155	900
20歳	120	340

⑧ γ-GTP

男性 (U/L)

年齢	下限値	上限値
0 か月	50	350
1 か月	30	250
3 か月	15	150
6 か月	8	90
1 歳	6	45
2 歳	6	34
3 歳	6	20
6 歳	7	20
12 歳	8	37
15 歳	9	48
20 歳	10	74

女性 (U/L)

年齢	下限値	上限値
0 か月	50	350
1 か月	30	250
3 か月	15	150
6 か月	8	90
1 歳	6	45
2 歳	6	34
3 歳	6	20
6 歳	7	20
12 歳	8	34
15 歳	8	41
20 歳	8	52

⑨ コリンエステラーゼ (ChE)

(U/L)

年齢	下限値	上限値
0 か月	200	442
1 か月	205	457
3 か月	219	460
6 か月	230	468
1 歳	250	485
2 歳	250	490
3 歳	250	485
6 歳	250	480
12 歳	235	460
15 歳	220	445
20 歳	210	420

⑩ 尿素窒素 (BUN)

(mg/dL)

年齢	下限値	上限値
0 か月	3.7	15.5
1 か月	2.8	14.5
3 か月	2.2	14.1
6 か月	2.3	15.0
1 歳	3.7	18.6
2 歳	4.5	19.0
3 歳	5.5	19.3
6 歳	6.6	19.6
12 歳	6.8	19.2
15 歳	6.8	18.8
20 歳	6.8	18.6

⑪ クレアチニン（Cr）

(1) 3か月以上1歳未満（男女共通）小児血清 Cr 基準値（mg/dL）

	2.5 パーセンタイル	50 パーセンタイル	97.5 パーセンタイル
3〜5 か月	0.12	0.2	0.27
6〜8 か月	0.13	0.21	0.33
9〜11 か月	0.14	0.23	0.35
1 歳	0.14	0.23	0.35

(2) 2歳以上12歳未満（男女共通）小児血清 Cr 基準値（mg/dL）

	2.5 パーセンタイル	50 パーセンタイル	97.5 パーセンタイル
2 歳	0.17	0.24	0.45
3 歳	0.2	0.27	0.39
4 歳	0.2	0.3	0.41
5 歳	0.25	0.34	0.45
6 歳	0.25	0.34	0.48
7 歳	0.28	0.37	0.5
8 歳	0.27	0.4	0.53
9 歳	0.3	0.41	0.55
10 歳	0.3	0.4	0.61
11 歳	0.34	0.45	0.61

(3) 12歳以上16歳未満（男児）小児血清 Cr 基準値（mg/dL）

	2.5 パーセンタイル	50 パーセンタイル	97.5 パーセンタイル
12 歳	0.39	0.53	0.62
13 歳	0.4	0.59	0.81
14 歳	0.54	0.65	1.05
15 歳	0.47	0.68	0.93

(4) 12歳以上16歳未満（女児）小児血清 Cr 基準値（mg/dL）と CKD3〜5

	2.5 パーセンタイル	50 パーセンタイル	97.5 パーセンタイル
12 歳	0.39	0.52	0.69
13 歳	0.4	0.53	0.7
14 歳	0.46	0.58	0.72
15 歳	0.47	0.56	0.72

Uemura O, Honda M, Matsuyama T, et al.: Age, gender, and body length effects on reference serum creatinine levels determined by an enzymatic method in Japanese children: a multicenter study. Clin Exp Nephrol 15: 694-699, 2011

⑫ 尿酸（UA）

男性 (mg/dL)

年齢	下限値	上限値
0 か月	1.8	5.3
1 か月	2.0	5.6
3 か月	2.3	5.9
6 か月	2.5	6.2
1 歳	2.6	6.5
2 歳	2.6	6.4
3 歳	2.6	6.4
6 歳	2.6	6.5
12 歳	3.0	7.0
15 歳	3.6	7.6
20 歳	3.9	7.8

女性 (mg/dL)

年齢	下限値	上限値
0 か月	1.8	5.3
1 か月	2.0	5.6
3 か月	2.3	5.9
6 か月	2.5	6.2
1 歳	2.6	6.4
2 歳	2.6	6.3
3 歳	2.6	6.3
6 歳	2.6	6.1
12 歳	2.9	6.3
15 歳	2.9	6.4
20 歳	2.9	6.5

⑬総コレステロール（T-Chol）

(mg/dL)

年齢	下限値	上限値
0か月	109	218
1か月	113	225
3か月	118	230
6か月	124	238
1歳	126	247
2歳	125	247
3歳	125	240
5〜20歳	125	230

⑭総ビリルビン（T-Bil）

(mg/dL)

年齢	下限値	上限値
0か月	0.4	3.2
1か月	0.3	2.3
3か月	0.1	0.8
6か月	0.1	0.6
1歳	0.2	0.7
2歳	0.2	0.8
3歳	0.3	0.9
6歳	0.3	0.9
12歳	0.3	1.1
15歳	0.3	1.3
20歳	0.3	1.4

⑮ナトリウム（Na）

(mEq/L)

年齢	下限値	上限値
0か月	135	143
1か月	135	143
3か月	135	143
6か月	135	143
1歳	135	143
2歳	135	143
3歳	136	144
6歳	137	144
12歳	138	144
15歳	138	144
20歳	138	144

⑯クロール（Cl）

(mEq/L)

年齢	下限値	上限値
0か月	101	111
1か月	101	111
3か月	101	111
6か月	101	110
1歳	101	110
2歳	101	110
3歳	101	110
6歳	101	110
12歳	102	109
15歳	102	109
20歳	102	109

⑰カリウム (K)

(mEq/L)

年齢	下限値	上限値
0か月	4.1	6.0
1か月	4.2	5.9
3か月	4.1	5.6
6か月	4.0	5.4
1歳	3.6	5.1
2歳	3.6	4.9
3歳	3.6	4.8
6歳	3.6	4.7
12歳	3.6	4.7
15歳	3.7	4.7
20歳	3.7	4.7

⑱カルシウム (Ca)

(mg/dL)

年齢	下限値	上限値
0か月	9.0	11.0
1か月	9.0	11.0
3か月	9.0	11.0
6か月	9.0	11.0
1歳	8.8	10.6
2歳	8.8	10.5
3歳	8.8	10.3
6歳	8.7	10.2
12歳	8.7	10.1
15歳	8.7	10.0
20歳	8.7	10.0

⑲無機リン (IP)

(mg/dL)

年齢	下限値	上限値
0か月	5.0	7.7
1か月	4.8	7.5
3か月	4.5	7.1
6か月	4.2	6.7
1歳	3.9	6.2
2歳	3.8	6.0
3歳	3.8	5.9
6歳	3.9	5.8
12歳	3.6	5.8
15歳	3.2	5.5
20歳	2.8	4.7

2 血液一般検査

①白血球数(WBC)

男性 ($10^3/\mu L$)

年齢	下限値	上限値
0か月	4.8	18.5
1か月	4.7	18.6
3か月	4.6	18.9
6か月	4.4	19.1
1歳	4.3	19.6
2歳	4.2	19.5
3歳	4.2	19.0
6歳	4.1	16.3
12歳	4.0	10.7
15歳	3.9	9.8
20歳	3.8	9.5

女性 ($10^3/\mu L$)

年齢	下限値	上限値
0か月	4.8	18.5
1か月	4.7	18.6
3か月	4.6	18.9
6か月	4.4	19.1
1歳	4.3	19.1
2歳	4.2	18.8
3歳	4.2	18.3
6歳	4.1	15.0
12歳	3.8	10.1
15歳	3.8	9.4
20歳	3.7	9.4

②赤血球数(RBC)

男性 ($10^4/\mu L$)

年齢	下限値	上限値
0か月	290	410
1か月	298	440
3か月	340	500
6か月	380	523
1歳	393	538
2歳	400	540
3歳	405	535
6歳	410	529
12歳	415	540
15歳	425	560
20歳	430	580

女性 ($10^4/\mu L$)

年齢	下限値	上限値
0か月	290	410
1か月	298	440
3か月	340	500
6か月	380	523
1歳	393	538
2歳	400	535
3歳	405	530
6歳	410	520
12歳	407	510
15歳	400	510
20歳	380	490

③ヘモグロビン (Hb)

男性 (g/dL)

年齢	下限値	上限値
0か月	8.7	13.5
1か月	9.0	13.5
3か月	9.5	13.7
6か月	10.0	14.2
1歳	10.5	14.1
2歳	10.7	14.2
3歳	11.0	14.2
6歳	11.5	14.4
12歳	12.2	15.7
15歳	12.6	16.5
20歳	13.7	17.2

女性 (g/dL)

年齢	下限値	上限値
0か月	8.7	13.5
1か月	9.0	13.5
3か月	9.5	13.7
6か月	10.0	14.2
1歳	10.7	14.1
2歳	10.9	14.2
3歳	11.1	14.2
6歳	11.5	14.4
12歳	11.9	14.9
15歳	11.8	14.9
20歳	11.5	14.6

④ヘマトクリット (Ht)

男性 (%)

年齢	下限値	上限値
0か月	25.5	39.0
1か月	26.6	40.0
3か月	28.5	41.1
6か月	30.0	41.6
1歳	32.0	42.4
2歳	33.0	43.0
3歳	33.5	43.0
6歳	34.8	43.0
12歳	35.8	45.0
15歳	36.4	48.0
20歳	40.0	51.0

女性 (%)

年齢	下限値	上限値
0か月	25.5	39.0
1か月	26.6	40.0
3か月	28.5	41.1
6か月	30.0	41.6
1歳	31.7	42.4
2歳	32.5	43.0
3歳	33.0	43.0
6歳	34.5	43.0
12歳	35.0	43.0
15歳	35.0	43.6
20歳	35.0	44.0

⑤MCV

男性 (fL)

年齢	下限値	上限値
0か月	88.8	104.0
1か月	81.5	96.0
3か月	74.0	89.0
6か月	72.2	87.2
1歳	71.3	86.9
2歳	71.5	86.0
3歳	73.0	86.0
6歳	75.5	87.0
12歳	78.0	92.0
15歳	79.5	94.5
20歳	82.0	97.0

女性 (fL)

年齢	下限値	上限値
0か月	88.8	104.0
1か月	81.5	96.0
3か月	74.0	89.0
6か月	72.2	87.2
1歳	71.3	87.4
2歳	71.7	87.0
3歳	73.0	87.0
6歳	75.5	88.0
12歳	78.0	93.0
15歳	79.5	95.5
20歳	82.0	98.0

⑥MCH

男性 (pg)

年齢	下限値	上限値
0か月	30.5	34.2
1か月	27.0	32.5
3か月	24.0	30.0
6か月	23.3	29.5
1歳	23.0	30.0
2歳	23.5	30.0
3歳	24.0	30.0
6歳	25.3	30.0
12歳	26.1	31.5
15歳	26.8	32.3
20歳	28.0	33.0

女性 (pg)

年齢	下限値	上限値
0か月	30.5	34.2
1か月	27.0	32.5
3か月	24.0	30.0
6か月	23.3	29.5
1歳	23.0	30.0
2歳	24.0	30.0
3歳	24.7	30.0
6歳	25.7	30.5
12歳	26.0	32.3
15歳	26.0	33.0
20歳	26.0	33.0

⑦MCHC

男性 (g/dL)

年齢	下限値	上限値
0 か月	32.2	36.4
1 か月	32.0	36.3
3 か月	31.8	35.9
6 か月	31.6	35.6
1 歳	31.6	35.7
2 歳	31.8	35.8
3 歳	32.0	36.0
6 歳	32.5	36.0
12 歳	32.6	36.0
15 歳	32.4	36.0
20 歳	32.4	36.0

女性 (g/dL)

年齢	下限値	上限値
0 か月	32.2	36.4
1 か月	32.0	36.3
3 か月	31.8	35.9
6 か月	31.6	35.6
1 歳	31.5	35.6
2 歳	31.6	35.8
3 歳	32.0	35.9
6 歳	32.5	36.0
12 歳	32.5	36.0
15 歳	32.4	35.8
20 歳	32.2	35.8

⑧血小板数（Plt）

($10^4/\mu L$)

年齢	下限値	上限値
0 か月	28.0	91.0
1 か月	27.0	88.0
3 か月	25.0	82.0
6 か月	22.0	76.0
1 歳	16.8	65.0
2 歳	18.0	62.0
3 歳	18.0	58.0
6 歳	18.0	51.0
12 歳	18.0	44.0
15 歳	17.0	41.0
20 歳	16.0	37.0

(参考) 年齢別末梢血白血球数と分画　　　　　　　　　　　　　　　　　　　　　　　　　　　　※白血球数は×10³/μL、範囲は95%信頼限界に換算

年齢	白血球数 平均値	範囲	好中球 平均値	範囲	%	リンパ球 平均値	範囲	%	単球 平均値	%	好酸球 平均値	%
出生時	18.1	9.0～30.0	11	6.0～26.0	61	5.5	2.0～11.0	31	1.1	6	0.4	2
12時間	22.8	13.0～38.0	15.5	6.0～28.0	68	5.5	2.0～11.0	24	1.2	5	0.5	2
1日	18.9	9.4～34.0	11.5	5.0～21.0	61	5.8	2.0～11.5	31	1.1	6	0.5	2
1週	12.2	5.0～21.0	5.5	1.5～10.0	45	5	2.0～17.0	41	1.1	9	0.5	4
2週	11.4	5.0～20.0	4.5	1.0～9.5	40	5.5	2.5～17.0	48	1	9	0.4	3
1月	10.8	5.0～19.5	3.8	1.0～9.0	35	6	2.5～16.5	56	0.7	7	0.3	3
6月	11.9	6.0～17.5	3.8	1.0～8.5	32	7.3	4.0～13.5	61	0.6	5	0.3	3
1歳	11.4	6.0～17.5	3.5	1.5～8.5	31	7	4.0～10.5	61	0.6	5	0.3	3
2歳	10.6	6.0～17.0	3.5	1.5～8.5	33	6.3	3.0～9.5	59	0.5	5	0.3	3
4歳	9.1	5.5～15.5	3.8	1.5～8.5	42	4.5	2.0～8.0	50	0.5	5	0.3	3
6歳	8.5	5.0～14.5	4.3	1.5～8.0	51	3.5	1.5～7.0	42	0.4	5	0.2	3
8歳	8.3	4.5～13.5	4.4	1.5～8.0	53	3.3	1.5～6.8	39	0.4	4	0.2	2
10歳	8.1	4.5～13.5	4.4	1.8～8.0	54	3.1	1.5～6.5	38	0.4	4	0.2	2
16歳	7.8	4.5～13.0	4.4	1.8～8.0	57	2.8	1.2～5.2	35	0.4	5	0.2	3
21歳	7.4	4.5～11.0	4.4	1.8～7.7	59	2.5	1.0～4.8	34	0.3	4	0.2	3

*Dallman PR. In Rudluph AM (eds)：Pediatrics, 20th ed. New York：Appleton-Centry-Crofts：1996

（後藤美樹・奥山虎之）

付録 2 薬物血中濃度治療域

1 抗てんかん薬

	治療域の血中濃度	単位
バルプロ酸ナトリウム（VPA）	50〜100	μg/mL
フェノバルビタール（PB）	15〜40	μg/mL
ゾニサミド（ZNS）	10〜40	μg/mL
カルバマゼピン（CBZ）	4〜12	μg/mL
フェニトイン（PHT）	7〜20	μg/mL
クロナゼパム（CZP）	0.02〜0.07	μg/mL
ニトラゼパム（NZP）	0.02〜0.1	μg/mL
エトサクシミド（EMS）	40〜100	μg/mL

＊てんかん治療ガイドライン 2018

2 抗不整脈薬

	治療域の血中濃度	単位
アミオダロン	500〜1,000	ng/mL
フレカイニド	200〜1,000	ng/mL
ジソピラミド（TROUGH）	2.0〜4.0	μg/mL
プロカインアミド（TROUGH）	5.0〜10.0	μg/mL
リドカイン	1.0〜5.0	μg/mL
メキシレチン	1.0〜5.0	μg/mL
プロパフェノン	未設定	ng/mL
ヒルジカイニド	0.2〜0.9	μg/mL

＊日本小児循環器学会ガイドライン

3 精神神経用薬

	治療域の血中濃度	単位
炭酸リチウム＊	0.60〜1.20	mEq/L
ブロムペリドール＊＊	15 以下	ng/mL

＊薬物血中濃度測定の実際
＊＊抗精神病薬の選び方と用い方（改訂 3 版）

4 抗菌薬, 抗真菌薬

		治療域の血中濃度	単位
ゲンタマイシン[*] (GM)	TROUGH	<2	μg/mL
	PEAK	5〜10	μg/mL
トブラマイシン[*] (TOB)	TROUGH	<2	μg/mL
	PEAK	5〜10	μg/mL
アミカシン[*] (AMK)	TROUGH	<10	μg/mL
	PEAK	20〜35	μg/mL
バンコマイシン[**] (VCM)	TROUGH (通常)	10〜15	μg/mL
	TROUGH (重症)	15〜20	μg/mL
テイコプラニン[***]	TROUGH (通常)	15〜30	μg/mL
	TROUGH (重症)	20〜30	μg/mL
ボリコナゾール[*]	TROUGH (重症)	2〜5	μg/mL

[*]Nelson's Pediatric Antimicrobial Therapy 24th Edition
[**]Therapeutic monitoring of vancomycin in adult patients: a consensus review of the American Society of Health-System Pharmacists, the Infectious Disease Society of America, and the Society of Infectious Disease Pharmacists. Am J Health Syst Pharm 66：82-98, 2009
[***]日本化学療法学会/日本 TDM 学会,抗菌薬 TDM ガイドライン作成委員会編：抗菌薬 TDM ガイドライン

5 その他

	治療域の血中濃度	単位
サリチル酸	100〜250	μg/mL
アセトアミノフェン	中毒域 4 時間後　200 以上	μg/mL
	中毒域 12 時間後　50 以上	μg/mL
テオフィリン	10.0〜20.0	μg/mL
メトトレキサート	24 時間後　10 以上	μmol/L
	48 時間後　1 以上	μmol/L
	72 時間後　0.1 以上	μmol/L

[*]文献値：日本レダリー (株) 1992 葉酸代謝拮抗剤メソトレキセート

（後藤美樹・奥山虎之）

付録 3 ルーチン検査

1 ナトリウムの異常

表1 低ナトリウム血症（135 mEq/L 未満）

病態		疾患
細胞外液量低下（脱水）	腎からの Na 喪失 ・尿中 Na>20 mEq/L ・FENa 上昇	Na 喪失性腎症（低異形成腎，若年性ネフロン癆など） 尿細管疾患（尿細管性アシドーシス，Bartter 症候群など） 利尿剤（フロセミド，サイアザイドなど） 副腎疾患（下垂体・副腎皮質機能低下症） 低アルドステロン症，偽性低アルドステロン症 CSWS
	腎外性 Na 喪失，摂取不足 ・尿中 Na<20 mEq/L ・FENa 低下	嘔吐，胃液吸引 下痢，腸管への Na 喪失 3rd space への移行 Na 摂取不足
細胞外液量正常		SIADH（ストレス，肺疾患，中枢疾患，薬剤など） 心因性多飲症，マラソン中の多飲 甲状腺機能低下症
細胞外液量増加 （希釈性低 Na 血症）		腎不全 ネフローゼ症候群 心不全 肝不全
高浸透圧性低 Na 血症 （細胞内から細胞外への自由水の移動）		高血糖 浸透圧物質（マンニトール，グリセオール）
偽性低 Na 血症		高脂血症 高蛋白血症

表2　高ナトリウム血症（145 mEq/L 以上）

病態		疾患
自由水喪失	腎からの自由水喪失	中枢性尿崩症 腎性尿崩症
	腎外性自由水喪失	急性胃腸炎（ロタウイルスなど）
	自由水摂取障害	口渇中枢や浸透圧受容体の障害(重心児など)
Na 過剰摂取		不適切な輸液 $NaHCO_3$ の過剰投与

（亀井宏一）

2 カリウムの異常

表1　高カリウム血症の病態と原因疾患

偽性高 K 血症	不適切な採血手技による溶血 白血球増加（>75,000/μL） 血小板増加（>750,000/μL）
K 摂取の増加	K 含有の輸液・薬剤 保存血輸血
細胞外への K 移動	細胞崩壊（溶血・横紋筋融解・腫瘍崩壊） 無機酸アシドーシス 相対的インスリン欠乏（絶食，糖尿病） 高浸透圧血症（高血糖） 薬剤（β遮断薬など）
K 排泄量低下	腎機能低下（<15 mL/min/1.73 m^2） 塩分制限 低アルドステロン症 偽性低アルドステロン症 Ⅳ型尿細管性アシドーシス 薬剤（スピロノラクトン，エプレレノン，NSAIDs，ACE 阻害薬，アンギオテンシン受容体拮抗薬，シクロスポリン，タクロリムス，ST 合剤，メシル酸ナファモスタットなど）

表2 低カリウム血症の病態と原因疾患

K摂取不足	飢餓 神経性食思不振症（嘔吐）
細胞内へのK移動	アルカローシス インスリン過剰 薬剤（β刺激薬など）
腎からのK喪失	腎血管性高血圧 原発性アルドステロン症 Cushing症候群 Bartter症候群，Liddle症候群，Gitelman症候群 Ⅰ・Ⅱ型尿細管性アシドーシス Fanconi症候群 薬剤（利尿薬，ステロイド，甘草，ペニシリン系抗菌薬，アミノグリコシド，アムホテリシンB，シスプラチンなど）
腎外からのK喪失	嘔吐・下痢 大量発汗 ドレナージ イレウスなどの3rd spacing

（小椋雅夫）

3 カルシウム・リンの異常

表1 カルシウムと無機リン（IP）の供給と調整

胎　児	●胎内では臍帯血によって供給
出生後	●腸管からの吸収と尿への排泄および再吸収 ●骨からの放出と再吸収 ●副甲状腺ホルモン（PTH）による腸管と骨からのCa吸収促進とIPの腎からの排泄促進 ●ビタミンDによる腸管と腎からのCa，IP吸収促進のバランス ●Caは40〜50％がアルブミンと結合，遊離Caは酸塩基バランスにも影響 ●表2の病態で調節が破綻する

表2 異常値を示す疾患

	低IP血症	高IP血症
高Ca血症	PTH, PTHrP, カルシトニン分泌過剰（副甲状腺機能亢進症, 甲状腺髄様癌, PTHrP産生腫瘍, 多腺性内分泌腺腫症など） 腎からの吸収亢進（家族性低Ca尿性高Ca血症など）	薬剤性（ビタミンD中毒, ビタミンA中毒, サイアザイド系利尿剤） 腫瘍性（サルコイドーシス, 悪性リンパ腫など） 特発性乳児期高Ca血症（Williams症候群など） 不動性
低Ca血症	ビタミンD欠乏 ビタミンD抵抗性（1α水酸化酵素欠損, ビタミンD受容体遺伝子異常など） 骨への吸収亢進（大理石病, Hungry bone症候群など） 細胞への移行（インスリン投与, 呼吸性アルカローシス, 腫瘍の増大期など） 腎からの喪失（Fanconi症候群, 家族性高Ca尿性低Ca血症など） 低P血性くる病 薬剤性（抗けいれん薬など） 重症肝障害	ビタミンD欠乏（新生児期） PTH分泌低下（副甲状腺機能低下症, マグネシウム欠乏など） PTH抵抗性（PHP, 慢性腎不全な ど）

表3 異常値を認めた際に行う検査

- 血液ガスでのイオン化Ca, ALP, 血清アルブミン, クレアチニン（Cr）, intactPTH（iPTH）, 1α-25 (OH)$_2$D, 25OHD, 尿中Ca, 尿中P, 尿Crの測定
- 手足, 膝などの単純X線でくる病所見の評価
- 血清アルブミンが4.0 g/dL以下の場合は補正値で評価
- 尿中Ca排泄はクレアチニン比（Ca/Cr）かFE$_{Ca}$で評価
- 尿中Pの再吸収は利尿が十分な状態で%TRPを計算し80％未満で低下とする（ただし5歳以下では低IP血症の%TRPは正常と重複するためノモグラムを用いてTmP/GFRを求める）

※ Ca（補正値）＝Ca (mg/dL, 測定値)−アルブミン測定値 (g/dL)＋4.0
※ %TRP＝[1−（尿中P (mg/dL) × 血清Cr (mg/dL)）/（血清IP (mg/dL) × 尿中Cr (mg/dL)）] × 100
※ FEca＝[尿Ca (mg/dL)/尿Cr (mg/dL)] × [血清Cr (mg/dL)/血清Ca (mg/dL)] × 100

表4 発展的検査

- 低P血性くる病を疑う場合:FGF23の測定が鑑別の一助となる(保険未収載)
- PTHもビタミンDも抑制されているにもかかわらず高Ca血症を認める場合:PTHrP産生腫瘍など腫瘍性病変を疑うが、ほかにも家族歴があれば多発性内分泌腺腫症の鑑別目的で下垂体,膵臓,副腎皮質,副腎髄質の腫瘍について内分泌学的スクリーニングを行う、そのうえで疑わしい場合は原因遺伝子解析を行う
- 低身長や丸顔,肥満などの所見があり、PTHやTSHが高値で脳基底核石灰化や特徴的な骨所見を認める場合:偽性副甲状腺機能低下症(PHP)を疑いEllsworth-Haward試験を行う
- 尿蛋白陽性の場合:尿中アミノ酸を測定しFanconi症候群を鑑別する

表5 CaとIPの年齢別基準値(付録1も参照)
①Ca小児の基準値

(単位:mg/dL)

年齢	男女とも	
	下限値	上限値
0か月	9.00	11.02
1か月	9.00	11.01
2か月	8.99	11.00
3か月	8.98	10.99
4か月	8.98	10.98
5か月	8.98	10.97
6か月	8.98	10.97
7か月	8.97	10.95
8か月	8.95	10.93
9か月	8.93	10.90
10か月	8.91	10.89
11か月	8.87	10.84
1歳	8.81	10.64
2歳	8.79	10.45
3歳	8.77	10.32
4歳	8.75	10.28

年齢	男女とも	
	下限値	上限値
5歳	8.74	10.24
6歳	8.73	10.23
7歳	8.73	10.20
8歳	8.73	10.18
9歳	8.73	10.14
10歳	8.73	10.13
11歳	8.72	10.10
12歳	8.72	10.08
13歳	8.72	10.07
14歳	8.72	10.05
15歳	8.72	10.03
16歳	8.72	10.03
17歳	8.72	10.03
18歳	8.70	10.03
19歳	8.70	10.03
20歳	8.70	10.03

②IP 小児の基準値

(単位：mg/dL)

年齢	男女とも	
	下限値	上限値
0 か月	5.00	7.70
1 か月	4.80	7.50
2 か月	4.60	7.30
3 か月	4.48	7.10
4 か月	4.38	6.95
5 か月	4.27	6.80
6 か月	4.18	6.70
7 か月	4.10	6.63
8 か月	4.01	6.58
9 か月	3.95	6.50
10 か月	3.90	6.41
11 か月	3.90	6.40
1 歳	3.86	6.23
2 歳	3.80	6.00
3 歳	3.80	5.90
4 歳	3.85	5.80

年齢	男女とも	
	下限値	上限値
5 歳	3.90	5.80
6 歳	3.90	5.80
7 歳	3.90	5.80
8 歳	3.85	5.80
9 歳	3.80	5.80
10 歳	3.75	5.80
11 歳	3.70	5.80
12 歳	3.60	5.80
13 歳	3.50	5.80
14 歳	3.33	5.70
15 歳	3.20	5.50
16 歳	3.08	5.30
17 歳	2.90	5.10
18 歳	2.80	4.90
19 歳	2.80	4.80
20 歳	2.80	4.70

(内木康博)

4 血液ガス・アシドーシス・アルカローシス

表　動脈血液ガス分析

項目	項目説明	基準値	問題となる異常	参照先
pH		7.35〜7.45	低値 or 高値	①
$PaCO_2$	二酸化炭素分圧	35〜45 mmHg	低値 or 高値	①
PaO_2	酸素分圧	70〜100 mmHg	低値	②
SaO_2	酸素飽和度 $cO_2Hb/(cO_2Hb+cHHb)$	93〜98%	低値	②
HCO_3^-	重炭酸イオン	22〜26 mEq/L	低値 or 高値	①
FO_2Hb	酸素化ヘモグロビン $cO_2Hb/ctHb$ ※	90〜95%	低値	③
FCOHb	カルボキシヘモグロビン $cCOHb/ctHb$ ※	<3.0%	高値	③
FMetHb	メトヘモグロビン $cMetHb/ctHb$ ※	<2.0%	高値	③
ベースエクセス（BE）※※		−2.0〜2.0 mEq/L	―	―
アニオンギャップ（AG）※※※	$Na^+ - (Cl^- + HCO_3^-)$	8〜16 mEq/L	開大（高値）	①

※ $ctHb = cO_2Hb + cHHb + cCOHb + cMetHb$
※※ ベースエクセスは誤解を招きやすい概念であり，詳細な説明は割愛する
※※※ 低アルブミン血症の際は補正が必要
　　補正 $AG = AG + 2.5 \times (4 - Alb\ [g/dL])$

①酸塩基平衡の異常(アシドーシス,アルカローシス)

項目	基準値	問題となる異常	一次性の酸塩基障害	代償機構	アニオンギャップ	疑う疾患
pH	7.35～7.45	低値(pH<7.35)アシデミア	代謝性アシドーシス(HCO_3^-<22 mEq/L)	呼吸性アルカローシス	開大(>16 mEq/L)	乳酸アシドーシス ケトアシドーシス 中毒(エチレングリコール,メタノール,アスピリン) 腎不全
					正常(8～16 mEq/L)	腸液喪失(下痢) 腎尿細管性アシドーシス 間質性腎炎 アセタゾラミド投与
			呼吸性アシドーシス($PaCO_2$>45 mmHg)	代謝性アルカローシス	考慮しない	中枢神経系の抑制(薬物過剰,麻酔) 胸郭の機能不全(高度の肥満,横隔膜麻痺,麻酔剤,フレイルチェスト) 重症の肺疾患(肺炎,喘息発作,肺水腫,慢性閉塞性肺疾患) 上気道狭窄
		高値(pH>7.45)アルカレミア	代謝性アルカローシス(HCO_3^->26 mEq/L)	呼吸性アシドーシス	考慮しない	フロセミド投与 コルチコイド投与 胃液喪失(胃管吸引,嘔吐) 高アルドステロン症(Cushing症候群,Bartter症候群)
			呼吸性アルカローシス($PaCO_2$<35 mmHg)	代謝性アシドーシス	考慮しない	低酸素血症(高地も含む) 不安(過換気症候群) 敗血症 軽症の肺疾患(肺炎,喘息発作,肺塞栓)

代償機構が正常に働いていない場合には,病態の合併を疑う

②酸素化障害

項目	基準値	問題となる異常
PaO_2	70〜100 mmHg	低値
SaO_2	93〜98%	低値

	病態	疑う疾患
呼吸器	肺性の右→左シャント	重症肺炎,急性呼吸窮迫症候群,肺内動静脈シャント
	換気・血流比不均衡	肺実質障害(喘息,肺炎,肺塞栓,無気肺)
	拡散障害	間質性肺炎,肺線維症
	肺胞低換気($PaCO_2$の上昇)	呼吸性アシドーシスの時に疑う疾患を参照(①)
非呼吸器	心臓性の右→左シャント	チアノーゼ性心疾患
	吸入気酸素分圧の低下	高地(気圧の低下),低酸素環境
	混合静脈血酸素含量低下(右→左シャントが存在するとき)	重度貧血,心不全

③一酸化炭素中毒,メトヘモグロビン血症

項目	基準値	問題となる異常	疾患
FCOHb	<3.0%	高値	一酸化炭素中毒
FMetHb	<2.0%	高値	メトヘモグロビン血症

これらの病態ではFO_2Hbは低下するが,②の酸素化障害の合併がなければPaO_2とSaO_2は低下しない

(壷井伯彦)

5 AST・ALTの異常

表1 測定意義

肝細胞の変性や壊死を反映する指標として測定される逸脱酵素	
AST(アスパラギンアミノトランスフェラーゼ)	●肝臓以外にも真菌・骨格筋・赤血球・腎臓・脳にも含まれる ●細胞質質(AST-s)とミトコンドリア(AST-m)に存在する ●食事の影響を受けない.AST-sの半減期は約17時間と報告されている
ALT(アラニンアミノトランスフェラーゼ)	●肝臓に最も多く存在し,その他,腎臓にも含まれる ●細胞質質にのみ存在する ●食事の影響を受けない.半減期は約47時間と報告されている

表2 基準値

	AST（単位 IU/L）	ALT（単位 IU/L）
日齢0～7	男）0～100 女）24～95	6～40
日齢8～30	22～71	男）10～40 女）8～32
月齢1～12	22～63	12～45
1～3歳	20～60	5～45 ※アルコール性ではない肝障害において，AST より鋭敏な指標となる
3～9歳	15～50	
10～15歳	10～40	
16～19歳	男）15～45 女）5～30	

AST/ALT 比：急性の肝障害初期は肝細胞中の活動量を反映して AST が ALT を上回るが，回復期や慢性期の肝障害では半減期を反映して ALT が AST を上回る．AST/ALT 比は原因疾患の鑑別に有用である．例えば，アルコール性肝障害ではミトコンドリアの障害が生じるため AST/ALT>2 となることが多い

表3 AST・ALT が高値・低値を示すとき

高値	● 病歴・臨床症状・月齢/年齢によって鑑別は異なり多岐にわたる（ここでは新生児～思春期までの小児に起こりうる疾患をあげる） ● 軽症の呼吸器・消化器のウイルス感染症でも一過性に軽度高値となることがある ● 全身症状の一環として肝障害を呈する代表的なウイルス感染症として，各種肝炎ウイルス，EBV，CMV，HSV，VZV，HIV，風疹ウイルス，アデノウイルス，エンテロウイルス，パルボウイルス B19，アルボウイルスなどがある ● 先天性疾患：代謝性疾患，閉塞性胆道疾患，胆汁うっ滞症，多発性肝囊胞 ● 後天性疾患：ウイルス感染症（上述），急性・慢性肝炎（劇症肝炎，ウイルス性肝炎，自己免疫性肝炎，薬剤性肝障害，アルコール性肝障害など），川崎病，過栄養による脂肪肝，肝膿瘍，アメーバ症，うっ血性心不全，心筋梗塞，溶血性疾患
低値	● 病的意義は乏しい ※ただし，AST・ALT とも補酵素としてビタミン B_6 を必要とするため，ビタミン B_6 欠乏が存在する場合（慢性腎不全など）は低値となる．また，病歴からアルコール性肝障害を疑う患者において，低値～正常値となる場合はビタミン B_6 欠乏が疑われ，補充後に AST・ALT 値の上昇をみることがある

（阪下和美）

6 クレアチンキナーゼの異常

表1 高 CK 血症を示す疾患と CK アイソザイムによる鑑別

アイソザイム	正常値(%)	由来	関連疾患・病態
CK-MB※	<6%	心筋	心筋梗塞,心筋炎,開心術後,筋ジストロフィー
CK-BB	<2%	脳,平滑筋	急性脳損傷,新生児仮死,悪性腫瘍
CK-MM	93〜99%	主に骨格筋	心筋梗塞,心筋炎,開心術後,筋ジストロフィー,横紋筋融解症
マクロ CK		免疫グロブリンと結合した CK の異常分画	悪性疾患,膠原病
ミトコンドリア CK		ミトコンドリア由来	筋疾患

※ CK-MB 単独測定の場合に CK-MB/総 CK>0.25 の場合,CK-BB,マクロ CK,もしくはミトコンドリア CK 混入の疑いがあるのでアイソザイム解析が必要

表2 CK 低値を示す病態

低値を示す病態・疾患	甲状腺機能亢進症,全身性エリテマトーデスほか一部の膠原病

表3 横紋筋融解症による高 CK 血症の原因

虚血性,外傷性,物理的障害	血栓症,塞栓症,血管外傷,外科手術後合併症,ギプス装着 外傷による筋の損傷:筋挫滅,熱傷 過剰な筋収縮:マラソンなどの運動,けいれん重積状態,喘息発作 異常な体温:熱中症,高熱性疾患,低体温症
薬剤性	スタチン製剤,向精神薬,麻酔薬,ニューキノロン,プロトンポンプ阻害薬
感染症	壊死性筋膜炎,麻疹ウイルス,コクサッキーウイルス,マイコプラズマ感染症
有毒生物	虫刺症,毒魚,蛇毒
自己免疫性	自己免疫性ミオパチー,多発性筋炎/皮膚筋炎
遺伝性筋疾患	先天性もしくは進行性筋ジストロフィー症,ミトコンドリア筋疾患
先天代謝異常 代謝・内分泌疾患	脂質代謝異常症,筋型糖原病 低 K 血症,低 P 血症,高 Na 血症,脱水症,甲状腺機能低下症

表4 年齢層別血清CK高値を示す疾患（どの年齢でもありうる）

疾患名	症状・徴候	特徴・追加すべき検査など
新生児期		
重症新生児仮死	周産期経過より疑う	正常でも数百までの上昇はありうる
壊死性腸炎	未熟児に多い，腹部膨満	腹部単純X線腹腔内ガス像など
筋強直性ジストロフィー	フロッピーインファント	家族歴，遺伝子検査
乳幼児期		
糖原病Ⅱ型（Pompe病）	心機能低下を伴う筋緊張低下，空胞リンパ球	阻血または非阻血下前腕運動負荷試験，酵素活性測定，筋生検，遺伝子検査
その他糖原病	低血糖，発作性/進行性筋力低下，肝腫大（いずれも病型により異なる）	阻血または非阻血下前腕運動負荷試験，酵素活性測定，筋生検，遺伝子検査
脂肪酸代謝異常症	新生児けいれん，心筋症，非ケトン性低血糖，抗アンモニア血症，Reye様症候群	タンデムマス，尿中有機酸検査，乳幼児突然死家族歴
ミトコンドリア病	乳酸アシドーシス，意識状態・運動機能低下・退行	電子伝達系酵素活性，遺伝子検査（一部ミトコンドリア遺伝子検査は保険収載）
先天性筋ジストロフィー	顔面筋罹患を含む筋緊張低下，精神運動発達遅滞	脳MRIで多小脳回（福山型），白質高信号（メロシン欠損型），筋生検，遺伝子検査
Duchene/Becker型筋ジストロフィー	男児，乳児期には無症候性，Gowers徴候，家族歴	女児は原則保因者，ジストロフィン遺伝子検査（保険収載）
急性心筋炎	循環不全，心不全徴候	初期は感冒症状程度のことも，心臓超音波，CK-MB上昇
学童期・思春期		
多発性筋炎/皮膚筋炎	亜急性に進行する近位筋優位の筋力低下	特徴的な皮膚症状，自己抗体，筋生検，筋MRI
壊死性筋膜炎，劇症型溶連菌感染症	四肢外傷・炎症所見	細菌検査，MRI
虫刺症，毒魚，蛇毒	四肢の腫脹，発赤，疼痛	発症状況，問診
予防接種，筋肉注射	注射部分の発赤・腫脹	予防接種歴
甲状腺機能低下症	粘液水腫，深部腱反射減弱	甲状腺超音波，甲状腺関連血液検査

（阿部裕一）

7 クレアチニン・BUN の異常

表1　クレアチニン（Cr）と BUN の概略と結果解釈の注意点

	クレアチニン	BUN
定義	●血清クレアチニン（Cr）値の測定は最も簡便で安価な腎機能の評価法である ●Cr は骨格筋で生成され、血漿蛋白とは結合せず、消化管や皮膚への排泄もわずかである ●糸球体でほぼ 100％ 濾過され尿細管でもほとんど再吸収されず、一定の割合で尿中へ排泄されるため、血清 Cr 値により腎機能の評価が可能となる。しかし、年齢や性別により筋肉量が異なるため、Cr の正常値が異なっている点に注意が必要である	●血液尿素窒素（blood urea nitrogen：BUN）は蛋白の終末代謝産物であり、肝臓でアミノ酸から尿素サイクルを経て合成される ●糸球体で濾過された尿素は約 40％ が近位尿細管、約 25％ が抗利尿ホルモン（ADH）の作用で遠位尿細管にて再吸収される ●腎機能に比例して Cr と同様に動くため、腎機能の指標として利用される
GFR	●体表面積あたりの糸球体濾過量（GFR）は出生時成人のおよそ 1/5 で始まり、2 歳前後で成人と同程度となる ●血清 Cr は出生直後は母親と同値であるが、数日後には 0.4 mg/dL 程度となり、腎機能の成熟とともに 1 歳台で 0.2 mg/dL、4 歳 0.3 mg/dL、8 歳 0.4 mg/dL と徐々に増加する ●その後思春期の急激な筋肉量の増加に伴って急上昇し、成人では男性 0.8 mg/dL、女性 0.6 mg/dL 程度となる（表2、表3） ●近年日本人小児のデータに基づいた血清 Cr の基準値や GFR の推算式が確立し、臨床の現場においても簡便に推定 GFR（eGFR）が求められるようになった（表4）[1]	
検査の解釈の注意点	●年齢相当の体格（筋肉量）より小さい児や筋疾患などの患者では、血清 Cr 値の解釈に注意を要する。シメチジン、ST 合剤、サリチル酸などの薬剤は近位尿細管における薬剤の排泄が Cr と競合するため、Cr の尿細管分泌の抑制により、血清 Cr は高値となる ●測定法の違いにも注意が必要である。以前は、Jaffe 法が一般的であったが、現在は酵素法が主流である。Jaffe 法は酵素法よりも 0.2 mg/dL 程度高くなるため、以前の検査値と比較する際には、測定法の確認が必要である	●蛋白摂取量の増加や蛋白代謝の亢進（異化亢進）により BUN は上昇する。脱水や有効循環血液量の減少している低蛋白血症（ネフローゼ症候群など）でも ADH の分泌が亢進するため、尿素の遠位尿細管での再吸収が亢進し BUN が上昇する ●消化管出血、ステロイド使用でも BUN のみが高値となる。逆に肝疾患（尿素サイクルの低下）や低栄養（蛋白摂取量低下）では BUN が低下する ●このように様々な要因で BUN は増加するため、腎機能の指標として単独では使用されない（表5）

表1 クレアチニン（Cr）とBUNの概略と結果解釈の注意点（つづき）

	クレアチニン	BUN
検査の解釈の注意点	GFRが極端に低下しても血清Crは緩徐に上昇し，GFRが回復しても血清Crはしばらく高値が持続する．このため，急性腎障害では血清Crの上昇が臨床症状に遅れることがある	

＊日本小児腎臓病学会より小児CKD-eGFR計算のアプリも作成され，無料でダウンロードが可能であり，ベッドサイドでの腎機能評価にとても有用である（https://j-ka.or.jp/ckd/app.php）

表2 血清Cr基準値（3か月以上12歳未満 男女共通）

（単位：mg/dL）

年齢	2.5パーセンタイル	50パーセンタイル	97.5パーセンタイル
3〜5か月	0.14	0.20	0.26
6〜8か月	0.14	0.22	0.31
9〜11か月	0.14	0.22	0.34
1歳	0.16	0.23	0.32
2歳	0.17	0.24	0.37
3歳	0.21	0.27	0.37
4歳	0.20	0.30	0.40
5歳	0.25	0.34	0.45
6歳	0.25	0.34	0.48
7歳	0.28	0.37	0.49
8歳	0.29	0.40	0.53
9歳	0.34	0.41	0.51
10歳	0.30	0.41	0.57
11歳	0.35	0.45	0.58

表3 血清Cr基準値（12歳以上17歳未満 男女別）

（単位：mg/dL）

	2.5パーセンタイル		50パーセンタイル		97.5パーセンタイル	
年齢	男児	女児	男児	女児	男児	女児
12歳	0.40	0.40	0.53	0.52	0.61	0.66
13歳	0.42	0.41	0.59	0.53	0.80	0.69
14歳	0.54	0.46	0.65	0.58	0.96	0.71
15歳	0.48	0.47	0.68	0.56	0.93	0.72
16歳	0.62	0.51	0.73	0.59	0.96	0.74

表4 日本人小児の GFR 推算式

①簡易式(2歳以上12歳未満)
eGFR (mL/min/1.73 m^2)=0.35×身長 (m)/血清 Cr (mg/dL)×100

②5次式を用いた推算式
…身長を Ht (m) として血清 Cr の基準値*を算出し,それを基に eGFR を算出する

◆3か月以上2歳未満
 eGFR (mL/min/1.73 m^2)
 ={110.2×血清 Cr 基準値 (mg/dL)/血清 Cr 実測値 (mg/dL)+2.93}×R
 *R=0.107×ln (月齢)+0.656

◆2歳以上19歳未満
 eGFR (mL/min/1.73 m^2)
 =110.2×血清 Cr 基準値 (mg/dL)/血清 Cr 実測値 (mg/dL)+2.93

*血清 Cr 基準値 (mg/dL)
▶男児:$-1.259Ht^5+7.815Ht^4-18.57Ht^3+21.39Ht^2-11.71Ht+2.628$
▶女児:$-4.536Ht^5+27.16Ht^4-63.47Ht^3+72.43Ht^2-40.06Ht+8.778$

表5 BUN が変動する要因

BUN 上昇	BUN 低下
蛋白摂取量増大・高カロリー輸液	肝不全
脱水	低栄養・蛋白摂取量低下
消化管出血	体液量過剰・妊娠
異化亢進(感染・炎症・組織の崩壊・甲状腺機能亢進)	筋障害(横紋筋融解)
ステロイド・テトラサイクリン	蛋白同化ホルモン使用

(佐藤 舞)

8 低血糖症

表1 低血糖の定義と病態

定義	●生後48時間未満:50 mg/dL未満 ●生後48時間以降:60 mg/dL以下 (2016年版先天性高インスリン性低血糖症ガイドライン)
病態	●胎児:胎盤を通じて母体から持続的なグルコースの供給 ●出生後:経口摂取と肝臓や筋肉からの糖新生で得られたグルコースを血糖降下ホルモンのインスリンと,そのカウンターホルモンであるグルカゴン,成長ホルモン,副腎皮質ホルモン,カテコラミンなどで調整→これらの過不足で恒常性が維持できずに低血糖を生じる ●新生児(とくに未熟児):糖新生の元となるグリコーゲンや脂肪,蛋白の蓄積も少なく,また母体に糖尿病があればその影響を胎内で受け低血糖を起こしやすい
鑑別にあたって	●例えば食前,食後,経口摂取不良時などのようなタイミングで低血糖を生じたかを元に,①供給不足,②産生不足,③インスリン過剰,④カウンターホルモン不足などを念頭におき検査する(表2)

表2 原因別鑑別疾患

供給不足	低出生体重児―過性低血糖症 哺乳,食事の間隔の開けすぎによる飢餓 経口摂取不良
産生不足	ケトン血性嘔吐症 糖原病 糖新生系異常 ガラクトース・フルクトース代謝異常 グリセロール代謝異常 有機酸代謝異常 脂肪酸代謝異常
インスリン過剰	糖尿病母体児 非症候性高インスリン性低血糖症 症候性高インスリン性低血糖症(Beckwith-Wiedemann症候群,Congenital disorder of glycosylation, Sotos症候群など) 胃バイパス術後のダンピング症候群 インスリノーマ インスリン過剰投与
カウンターホルモン不足	成長ホルモン分泌不全 副腎皮質機能不全(原発性および二次性) 副腎髄質機能不全 甲状腺機能低下症 グルカゴン分泌不全

表3 低血糖時に必要な検査

検 体	検査項目
血 液	CBC, CRP, 血液一般生化学検査, 電解質 血糖値（血糖用採血管での測定） インスリン, Cペプチド 血液ガス分析 遊離脂肪酸 アンモニア 血中ケトン体, ケトン体分画 乳酸, ピルビン酸 ACTH, コルチゾール FT4, TSH GH, IGF-1 血清アシルカルニチンプロファイル（タンデムマス分析） 血清保存（凍結）
尿	検尿 尿有機酸分析 尿保存（凍結）

*低血糖を認めたらまず再検をして確認．次に加療前にクリティカルサンプルの採取に努める．これに加えて血糖をコントロールするホルモン，低血糖の際に生体反応として産生される血液中および尿中の代謝物の測定が鑑別診断に必須である

表4 発展的検査

- 非症候群性の高インスリン血性低血糖症は *ABCC8*, *KCNJ11*, *GLUD1*, *HNF4A*, *GCK*, *HADH*, *UCP2* などの単一遺伝子異常によって生じる膵臓のβ細胞の過活動が原因であるが，過活動のランゲルハンス島が膵臓の一部に限局している場合手術によって寛解しうる
- 遺伝子変異と局在の有無は相関が認められるため，局在型を示唆する変異であれば[18]F-DOPAPET によって局在を確認したうえで手術の適応を検討する
- 低血糖時のクリティカルサンプルで乳酸の蓄積，肝腫大や肝CTでグリコーゲンの蓄積が疑われる場合は糖原病を疑い，フェルナンデス試験などの負荷試験を行う
- クリティカルサンプルが得られない場合は絶食試験を行って低血糖を誘発する場合もあるが，フルクトース-1, 6-ビスフォスファターゼ欠損症においては絶食試験は禁忌であるため，早朝空腹時の尿検体による有機酸分析で診断する

（内木康博）

MEMO

付録 4 腫瘍マーカー

LDH	検体	血清
	基準値	100〜300 U/mL
	陽性となる悪性腫瘍	ほぼすべての悪性腫瘍
	備考	他の疾患でも上昇するため,診断的な価値は高くない 基準値は施設ごとに異なる
神経特異エノラーゼ(NSE)	検体	血清
	基準値	<15 ng/mL
	陽性となる悪性腫瘍	神経芽腫
	備考	溶血により上昇する
αフェトプロテイン(AFP)	検体	血清(髄液)
	基準値	<10 ng/mL
	陽性となる悪性腫瘍	肝芽腫,胚細胞腫瘍
	備考	新生児期には生理的に高値である 頭蓋内胚細胞腫瘍では髄液でも上昇する
ヒト絨毛性ゴナドトロピン(hCG)	検体	血清(髄液)
	基準値	<3 mIU/mL
	陽性となる悪性腫瘍	胚細胞腫瘍
	備考	β-hCG が上昇する 頭蓋内胚細胞腫瘍では髄液でも上昇する
可溶性IL-2受容体	検体	血清
	基準値	100〜500 U/mL
	陽性となる悪性腫瘍	リンパ腫
	備考	感染症などでも上昇するため,診断的な価値は高くない
バニリルマンデル酸(VMA)	検体	尿
	基準値	5〜15 mg/mgCr
	陽性となる悪性腫瘍	神経芽腫
	備考	尿中クレアチニンで補正する
ホモバニリン酸(HVA)	検体	尿
	基準値	10〜20 mg/mgCr
	陽性となる悪性腫瘍	神経芽腫
	備考	尿中クレアチニンで補正する

- 腫瘍マーカーの上昇はあくまでも悪性腫瘍の可能性を示唆するものであり,その上昇のみで診断の確定にはならず,逆に上昇していないことで悪性腫瘍の存在を否定できるものではない.画像検査や骨髄検査など,他の検査の所見を合わせて診断に用いる
- AFP や VMA・HVA は治療効果を把握するマーカーとしても用いられる
- AFP は慢性肝炎,肝硬変,肝手術後,妊娠などでも上昇することがある.しかし,400 ng/mL 以上となることは少ない.判断に迷う際にはレクチン分画の測定が鑑別の参考となる(p.164「固形腫瘍」参照)
- VMA と HVA は,褐色細胞腫でも上昇する.また,カテコラミン投与中や慢性心不全でも上昇することがある
- 腫瘍マーカーは,胎児性蛋白や糖鎖抗原が主であったが,近年,がん遺伝子やがん抑制遺伝子の産物(HER2 蛋白や TP53 蛋白など)も腫瘍マーカーとして用いられるようになっている.さらに,腫瘍組織の生検のかわりに,血液中に存在する腫瘍細胞の遊離 DNA などを検出して,診断や治療効果判定に用いる非侵襲的なリキッドバイオプシーの応用可能性が注目されている
- 悪性腫瘍特異物質治療管理料は,悪性腫瘍の確定診断のある患者に対して,腫瘍マーカー検査(指定されたもののみ)を行い,当該検査の結果に基づいて計画的な治療管理を行った場合に,月1回に限り算定できる.検査結果の数値とともに治療方針を診療記録に記載することが算定に必要である

(加藤元博)

付録 5 遺伝学的検査

表　保険収載されている遺伝学的検査

ア　PCR法，DNAシーケンス法，FISH法またはサザンブロット法による場合に算定できるもの
①Duchenne型筋ジストロフィー，Becker型筋ジストロフィーおよび家族性アミロイドーシス
②福山型先天性筋ジストロフィーおよび脊髄性筋萎縮症
③栄養障害型表皮水疱症および先天性QT延長症候群
イ　PCR法による場合に算定できるもの
①球脊髄性筋萎縮症
②Huntington病，網膜芽細胞腫および甲状腺髄様癌
ウ　ア，イおよびエ以外のもの
①筋強直性ジストロフィーおよび先天性難聴
②フェニルケトン尿症，ホモシスチン尿症，シトルリン血症（1型），アルギノコハク酸尿症，イソ吉草酸血症，HMG血症，複合カルボキシラーゼ欠損症，グルタル酸血症1型，MCAD欠損症，VLCAD欠損症，CPT1欠損症，隆起性皮膚線維肉腫および先天性銅代謝異常症
③メープルシロップ尿症，メチルマロン酸血症，プロピオン酸血症，メチルクロトニルグリシン尿症，MTP（LCHAD）欠損症，色素性乾皮症，Loeys-Dietz症候群および家族性大動脈瘤・解離
エ　別に厚生労働大臣が定める施設基準に適合しているものとして地方厚生（支）局長に届け出た保険医療機関において検査が行われる場合に算定できるもの
①ライソゾーム病（ムコ多糖症Ⅰ型，ムコ多糖症Ⅱ型，Gaucher病，Fabry病およびPompe病を含む）および脆弱X症候群
②プリオン病，クリオピリン関連周期熱症候群，神経フェリチン症，先天性大脳白質形成不全症（中枢神経白質形成異常症を含む），環状20番染色体症候群，PCDH19関連症候群，低ホスファターゼ症，Williams症候群，Apert症候群，Rothmund-Thomson症候群，Prader-Willi症候群，1p36欠失症候群，4p欠失症候群，5p欠失症候群，第14番染色体父親性ダイソミー症候群，Angelman症候群，Smith-Magenis症候群，22q11.2欠失症候群，Emanuel症候群，脆弱X症候群関連疾患，Wolfram症候群，高IgD症候群，化膿性無菌性関節炎・壊疽性膿皮症・アクネ症候群および先天異常症候群
③神経有棘赤血球症，先天性筋無力症候群，原発性免疫不全症候群，Perry症候群，Crouzon症候群，Pfeiffer症候群，Antley-Bixler症候群，Tanjier病，先天性赤血球形成異常性貧血，若年発症型両側性感音難聴，尿素サイクル異常症，Marfan症候群，Ehlers-Danlos症候群（血管型），遺伝性自己炎症疾患およびEpstein症候群

- 遺伝学的検査とは，遺伝病の診断のための検査の総称であり，遺伝子検査だけでなく酵素活性測定やバイオマーカー検出などのいわゆる遺伝生化学検査も含まれる
- 病原微生物の同定やがんの診断に用いられる遺伝子検査は，遺伝学的検査には含まれない
- 保険診療として，実施できる遺伝学的検査は表の疾患である
- 保険診療として実施するためには，コマーシャルラボラトリーなどの衛生検査所の登録をした検査施設または地域の厚生局に届け出を行った医療機関に限られる

(奥山虎之)

索 引

■数字・記号

1型糖尿病	122
2型糖尿病	122
12誘導心電図	35
17OHP	120
α-フェトプロテイン	164, 208
βケトオラーゼ欠損症	101
γ-GTP	179

■欧文

A

A20ハプロ不全症	153
ABCDEアプローチ	169, 170, 172
ACTH	117
ADH	59
―分泌不全	108
aEEG	13
AFP	208
Alb	176
Albright徴候	114
ALP	179
ALT	177
―の異常	198
apparent life threatening events (ALTE)	172
apparent mineralocorticoid excess	117
APTT交差混合試験	55
Apt試験	14
AST	177
―の異常	198
ATP	104

B

Basedow病	110
Bernard-Soulier症候群	141
BH4欠損症	100
Blau症候群	85
BNP	35, 91
BUN	179
―の異常	202

C

C3腎症	127
Ca	182
Caldwell法	160
ChE	179
chronic kidney disease (CKD)	128
CK	135, 137, 176
―アイソザイム	200
Cl	181
CNSループス	90
congenital anomalies of the kidney and urinary tract (CAKUT)	128
Coombs試験	11, 141
CPK	176
CPS1欠損症	100
CPT1欠損症	101
CPT2欠損症	101
Cr	180
Crohn病	152

D

D-ダイマー	143
DEXA法	29
disorder of sex development (DSD)	118
disseminated intravascular coagulation (DIC)	144
Donath-Landsteiner抗体	147
ductal shock	16

E

EBウイルス	155
Ellsworth-Howard試験	115

F

Fabry病	102
failure to thrive (FTT)	18
fever of unknown origin (FUO)	20
FT3	110
FT4	110

G

G6PD欠損症	146
Gaucher病	102
GFR	128
―推算式	204
GH欠損症	108
GOT	177
GPT	177
Guillain-Barré症候群	67

H

hashitoxicosis	110
Hb	184
HbA1c	122
hCG	208
HCG負荷試験	120
Heinz小体	52
HHH症候群	100
Holter心電図	35
HOMA-R	123
Howell-Jolly小体	52
Ht	184
HVA	208

I

IgA腎症	127
IL-10A受容体異常症	153
immune thrombocytopenia (ITP)	140
ImmunoCAP	82
inflammatory bowel disease (IBD)	152
IP	182
IPEX症候群	153

J

JCCG登録	165
juvenile dermatomyositis (JDM)	90
juvenile idiopathic arthritis (JIA)	88

K

K	182
Klinefelter症候群	118

索 引

L

LAMP 法	69
LCHAD 欠損症	101
LD	178
LDH	178, 208
Lesch-Nyhan 症候群	106
LH・FSH 欠損症	108
LHRH テスト	121

M

macrophage activation syndrome（MAS）	88
MCAD 欠損症	101
MCH	185
MCHC	185
MCV	52, 185
Menkes 病	106
MMP-3	89
maturity onset diabetes of the young（MODY）	122
MUDPILES	171
MYH9 異常症	141

N

Na	181
NICCD・シトリン欠損症	100
Niemann-Pick 病	102
NSE	164, 208
NT-proBNP	97

O

OAT 欠損症	100
occipital horn 症候群	106
OGTT	122
oncologic emergency	163
osmotic gap	149
OTC 欠損症	100

P

PIVKA-II	55
Plt	186
Plummer 病	110
Pompe 病	67, 102
prick-to-prick	82
PTH 分泌不全	114

R

RBC	183
renal tubular dysgenesis	129

S

SIRS	74
Sjögren 症候群（SJS）	89
systemic lupus erythematosus（SLE）	90
SpO_2	16
Starling の法則	22

T

T-Bil	181
T-Chol	181
TNF 受容体関連周期性症候群	85
TP	176
TRANS 欠損症	101
Treitz 靱帯	42
TRH 負荷試験	112
TSH	110
Turner 症候群	118

U

UA	180
urinary tract infection（UTI）	130

V

Virchow リンパ節	26
VLCAD 欠損症	101
VMA	208
von Willebrand 因子	55

W

Waters 法	69, 160
WBC	183
Wilson 病	106
Wiskott-Aldrich 症候群	87, 141, 153
WPW 症候群	34

X・Y

X 連鎖リンパ増殖症 2 型	153
yolk sac tumor	164

■和文

あ

アシドーシス	197
アトピー性皮膚炎	80
アトピー素因	80
アナフィラキシー	82
アニオンギャップ	99
アミノ酸代謝障害	98
アルカローシス	197
アルギニノコハク酸尿症	100
アルギニン血症	100
アルブミン	10, 176
アレルゲンコンポーネント特異的 IgE 検査	83
アンバウンドビリルビン	10

い

意識障害	62
胃食道逆流	69
イソ吉草酸血症	101
一次性頭痛	60
一酸化炭素中毒	198
遺伝学的検査	210
遺伝性球状赤血球症	146
遺伝性膵炎	156
遺伝性ネフローゼ症候群	127
イベントレコーダー	35
インスリン抵抗性	123
インスリン分泌能	123

う・え

運動負荷心電図	35
壊死性腸炎	15
エドロホニウムテスト	67
炎症性サイトカイン	8
炎症性腸疾患	152

お

黄疸	46
新生児—	10
嘔吐	42
新生児の—	14

か

咳嗽	68
外部精度管理	5
潰瘍性大腸炎	152
芽球	162
核黄疸	10
核酸代謝異常症	106
拡張型心筋症	95
下垂体疾患	108
下垂体ホルモン	108
——負荷試験	109
家族性地中海熱	153
過体重	22
褐色細胞腫	33, 117
活性化部分トロンボプラスチン時間	145
カットオフ値	3
可溶性IL-2受容体	208
カリウム	182
カルシウム	182
カルノシナーゼ欠損症	100
川崎病	92
——不全型	92
川崎病性冠動脈瘤	96
肝炎	154
——ウイルス	154
肝芽腫	164
還元ヘモグロビン	16
肝疾患	154
肝細胞癌	164
間質性肺炎	69
肝腫大	48
肝生検	11
関節型若年性特発性関節炎	25, 88
間接型ビリルビン	10, 46
関節超音波検査	85
関節痛	24
感染症	74
完全大血管転位症	16
感度	3
冠動脈疾患	38
肝脾腫	48
肝不全	154
肝ミクロソーム	46
寒冷刺激	16
関連痛	40

き

気管支喘息	69, 76
奇形赤血球	52
基準値	2
血圧の——	31
基準範囲	2
偽性血小板減少症	141
偽性副甲状腺機能低下症	114
気道異物	69
気道狭窄	69, 76
気道リモデリング	76
機能性腹痛	40
吸気性喘鳴	70
吸収不良症候群	148
急性間質性腎炎	124
急性期保存検体	133
急性下痢症	42
急性骨髄性白血病	162
急性糸球体腎炎	124
急性膵炎	156
急性脳炎	132
急性脳症	132
急性白血病	162
急性肺炎	41, 156
急性リンパ性白血病	162
吸入抗原	78
凝固異常症	144
凝固因子	140, 142, 144
胸腔浸潤	163
胸痛	36
胸部X線	71
巨大縦隔腫瘍	163
筋逸脱酵素	66
筋緊張低下	66
筋ジストロフィー	134
——の分類	134
筋生検	67, 135, 137
金属代謝異常症	106
筋電図	67
筋力低下	66

く

クリオピリン関連周期熱症候群	85
クリニテスト	151
クループ	71
グルカゴン負荷試験	123
グルクロン酸転移酵素	10
グルタル酸血症1型	101
グルタル酸血症2型	101
くる病	115
クレアチニン	180
——の異常	202
クロール	181

け

経口糖負荷試験	29
系統不明な急性白血病	162
傾眠	62
けいれん	62
新生児の——	12
下血	42
血圧	30
血液ガス	71, 99
血液型不適合	11
血液分布異常性ショック	169
血管炎	92
血管障害	55
血球貪食症候群	87
血漿膠質圧	22
血小板機能異常症	55
血小板凝集能	55
血小板減少症	54
血小板数	186
血清Ca値	114
血清IgG_2	159
血清P値	114
血清TARC値	80
血清セルロプラスミン	107
血清銅	107
血栓症	149
血中トロポニン	94
血糖値	122
血尿	140
血友病	140
下痢	42, 149
原発性アルドステロン症	117
原発性免疫不全症	85, 86

こ

抗CCP抗体	89
高CK血症	200
高β-アラニン血症	100
高アンモニア血症	98
高カリウム血症	191
高カルシウム血症	193
高感度CRP	29
抗凝固薬	143
抗凝固療法	144
抗菌薬	189
高グリシン血症	100
高血圧	30
高血圧性心筋症	33
高血糖	122
交差混合試験	141
甲状腺機能亢進症	110
甲状腺機能低下症	110
甲状腺疾患	110
甲状腺中毒性ミオパチー	67
抗真菌薬	189
拘束型心筋症	95
高チロシン血症	100
抗てんかん薬	188
喉頭軟化症	69
高ナトリウム血症	191
高乳酸・高ピルビン酸血症	100
高乳酸血症	105
高ビリルビン血症	11
抗不整脈薬	188
高プロリン血症	100
高メチオニン血症	100
高リジン血症	100
抗利尿ホルモン	59, 167
高リン血症	193
呼気性喘鳴	70
呼吸窮迫症候群	16
呼吸困難	70
固形腫瘍	164
骨髄検査	163
骨髄浸潤	164
骨髄穿刺	163
骨肉腫	164
骨年齢	108
コリンエステラーゼ	179
コルチゾール	117

昏睡	62
昏迷	62

さ

細菌性髄膜炎	138
最大呼気流量	76
サイトメガロウイルス	155
細胞外液	22, 166
細胞内液	166
錯乱	62
サラセミア	53, 146
サルコシン血症	100
酸塩基平衡	197
酸化的リン酸化	104
酸素化障害	198

し

糸球体腎炎	33, 124
糸球体性血尿	56
糸球体性蛋白尿	56
糸球体濾過量	125
自己炎症性疾患	84
自己抗体	25
自己免疫性肝炎	155
自己免疫性膵炎	156
自己免疫性溶血性貧血	146
脂質異常症	156
四肢痛	24
脂質吸収不全症	
シトルリン血症I型	100
シバリング	8
指標カルニチン	101
脂肪酸代謝障害	98
若年性特発性関節炎	88
若年性皮膚筋炎	90
若年発症成人型糖尿病	
習慣性多飲多尿	59
重症筋無力症	67
重症敗血症	144
出血傾向	54
出血時間	55
腫瘍崩壊症候群	163
腫瘍マーカー	165, 208
循環血液量減少性ショック	169
循環不全	16

消化管出血	42
消化管穿孔	15
消化管閉鎖	15
症候性肥満	29
上腹部痛	156
食事日記	18
食道閉鎖症	15
食物アレルギー	15
食物経口負荷試験	81, 83
ショック	168
徐脈	34
腎炎	57, 124
心筋炎	94
心筋症	94
心筋トロポニンT	35
神経芽細胞腫	33
神経芽腫	164
神経特異エノラーゼ	164, 208
心原性ショック	169
真珠腫	159
腎症	124
腎生検	57
新生児	
―の嘔吐	14
―のけいれん	12
―のチアノーゼ	16
―の発熱	8
新生児黄疸	10
新生児肝炎	11
新生児糖尿病	122
新生児-乳児消化管アレルギー	14, 82
新生児発作	
新生児マス・スクリーニング	98
心臓超音波検査	38
迅速ACTHテスト	121
腎超音波検査	128
浸透圧性下痢	149
腎盂路奇形	15
心不全	96
心房頻拍	34
信頼性	5

す

髄液検査	139
膵炎	156
水腎症	130

膵胆管合流異常症	157
髄膜炎	138
頭痛	60
スリープスタディ	29

せ

正規分布	2
正常値	2
精神神経用薬	188
成長曲線	18, 149
性分化疾患	118
性分化の過程	119
生理的黄疸	10
生理的嘔吐	14
生理的要因	3
赤血球酵素異常症	53
赤血球数	183
摂取エネルギー量	18
セットポイント	8
全栄養素吸収不全症	148
遷延性黄疸	10
遷延性咳嗽	68
染色体検査	120
染色体構成	118
全身性若年性特発性関節炎	88
全身性エリテマトーデス	25, 90
全身性炎症反応症候群	74
全身性カルニチン欠乏症	101
先天性筋ジストロフィー	137
先天性腎尿路異常	128
先天性胆道拡張症	158
先天性副腎過形成21水酸化酵素欠損症	59
先天性ミオパチー	136
喘鳴	70
せん妄	62
繊毛病	129
線溶異常症	55

そ

総コレステロール	181
総蛋白	176
早発黄疸	10
総ビリルビン	46, 181

側頭骨 CT	159
組織間質液	22

た

体位性蛋白尿	56
体液	22
体温	8
代謝性ミオパチー	137
体重身長比	18
体重増加不良	18
代謝性ショック	75
対数正規分布	3
体性痛	40
胎便性腹膜炎	15
多飲	58
多血	10
多血症	183
脱水	166
多尿	58
多発性嚢胞腎	129
タンデムマス・スクリーニング	98
タンデムマス検査	100
胆道閉鎖症	11, 46
蛋白質吸収不全症	148
蛋白尿	56, 126

ち

チアノーゼ(新生児の)	16
中耳炎	158
中心性チアノーゼ	16
中腸軸捻転	15
中和抗体	55, 141
腸肝循環	10
直接型ビリルビン	46

て

低アルブミン血症	126, 151
低カリウム血症	192
低カルシウム血症	115, 193
低血圧	168
低血圧性ショック	168
低血糖症	205
低ナトリウム血症	190
低マグネシウム血症	193
低リン血症	193

ティンパノメトリー	159
てんかん	63

と

頭蓋内病変	15
糖質吸収不全症	148
銅代謝異常症	106
疼痛	24
疼痛コントロール	156
糖尿病	59, 122
糖尿病診断のフローチャート	123
糖尿病性ケトアシドーシス	123
頭部 CT	61, 138
頭部 MRI/MRA	61
洞不全症候群	34
洞房ブロック	34
動脈血液ガス分析	196
特異的IgE検査	79
特異度	3
特発性ネフローゼ症候群	127
吐血	42
トロンビン・アンチトロンビン複合体	145

な

内視鏡検査	41, 43
内臓痛	40
内部精度管理	5
ナトリウム	181
ナトリウム利尿ペプチド	97
軟部腫瘍	164

に

二次性高血圧	30
二次性頭痛	60
二次性ネフローゼ症候群	126
二次性肥満	29
日内変動	108, 117
乳酸/ピルビン酸比	105
乳児ボツリヌス症	67
乳幼児突発性危急事態	172
尿 TP/Cr 比	57
尿グラム染色	130

索引

尿細管性蛋白尿	56
尿酸	180
尿浸透圧	58
尿素サイクル異常症	98
尿素窒素	179
尿中ステロイドプロファイル	120
尿沈渣	57
尿崩症	59
尿路感染症	59, 130
妊娠糖尿病	122

ね
熱産生	8
熱放散	8
ネフローゼ症候群	125, 126
ネフロン癆	129

の
脳血流シンチグラフィ	61
脳波	13
脳ヘルニア	138

は
肺炎	16
敗血症	74, 130
敗血症性ショック	16, 74
胚細胞性腫瘍	164
バイタルサイン	75
排尿時膀胱尿道造影	131
破砕赤血球	52
播種性血管内凝固症候群	144, 163
白血球数	183
白血病	162
発熱（新生児の）	8
パニック値	52
バニリルマンデル酸	208
ハプトグロビン	53
半昏睡	62

ひ
非アルコール性脂肪肝炎	154
ピークフロー	77
鼻鏡	160
肥厚性幽門狭窄症	15
鼻腔内視鏡	160
非糸球体性血尿	56
脾腫大	48
微小血栓	144
ヒスチジン血症	100
微生物由来トキシン	8
肥大型心筋症	95
ビタミンK欠乏性出血症	55
左冠動脈肺動脈起始症	96
左鎖骨上リンパ節	26
非特異的IgE検査	79
非特異的多発性小腸潰瘍症	153
ヒト絨毛性ゴナドトロピン	208
ヒドロキシプロリン血症	100
ヒドロキシメチルグルタル酸血症	101
皮膚筋炎	25, 90
皮膚バリア機能	80
皮膚プリックテスト	82
非ふるえ熱産生	8
非抱合型ビリルビン	10, 46
肥満	28
肥満症	28
肥満度	28
百日咳	169
標準純音聴力検査	159
標準体重	28
病の嘔吐	14
病歴聴取	21
ビリルビン	10
ビリルビン脳症	10
貧血	52, 146
頻呼吸	34
頻脈	34

ふ
フィブリノゲン	143, 145
封入体	52
フェニルケトン尿症	98, 100
フェリチン	53
副甲状腺疾患	114
輻射	8
副腎過形成	15
副腎疾患	116
副腎出血	15
副腎ステロイド合成過程	116
副腎皮質機能亢進症	116
副腎皮質機能低下症	116
腹痛	40
副鼻腔炎	160
腹部超音波検査	48
浮腫	22
不整脈	34
ぶどう膜炎	89
不明熱	20, 84
プラスミン	145
プラスミン・α_2-プラスミンインヒビター複合体	145
ふるえ熱産生	8
フローボリューム曲線	76
ブロック	34
フロッピー・インファント	136
プロトロンビン時間	145
プロピオン酸血症	101
分泌性下痢	149
分類不能型免疫不全症	153

へ
平均赤血球容積	52
閉塞性尿路症	169
ヘッドアップティルト試験	35
ヘマトクリット	35
ヘモグロビン	10, 52, 184
ヘモグロビン異常症	53
ヘモグロビン尿	57
ペルオキシソーム病	102
便脂肪染色	151

ほ
抱合型ビリルビン	10, 46
膀胱尿管逆流	130
房室回帰性頻拍	34
房室結節回帰性頻拍	34
房室ブロック	34
発作性寒冷ヘモグロビン	

尿症 147
ホモシスチン尿症 98, 100
ホモバニリン酸 208
本態性高血圧 30

ま

マイコプラズマ 69
膜性増殖性糸球体腎炎 125, 127
マクロファージ活性化症候群 88
末梢性チアノーゼ 16
末梢冷感 16
マルチプルカルボキシラーゼ欠損症 101
慢性咳嗽 68
慢性肝炎 154
慢性下痢症 42
慢性糸球体腎炎 124
慢性腎臓病 128
慢性心不全 96
慢性膵炎 156
慢性肉芽腫症 153

み

ミオグロビン尿 57
ミトコンドリア異常症 104

む

無機リン 182
ムコ多糖症 102
ムコリピドーシス 102

め

メープルシロップ尿症 98, 100
メタボリック症候群 29
メチルクロトニルグリシン尿症 101
メチルマロン酸血症 101
メトヘモグロビン血症 16, 198
免疫学的スクリーニング 86
免疫性血小板減少性紫斑病 140
免疫不全症 86

も

毛細血管静水圧 22
網状チアノーゼ 9
網赤血球 52
網膜症 33
門脈圧亢進 154

や

薬物血中濃度治療域 188

薬物中毒 170
やせ 18

ゆ・よ

有機酸代謝障害 98
溶血 11
溶血性貧血 146
溶連菌感染後急性糸球体腎炎 127

ら

ライソゾーム酸性リパーゼ欠損症 102
ライソゾーム病 102
卵黄嚢腫瘍 164

り

リウマチ因子 89
臨床検査値 2
リンパ節腫脹 26
リンパ節生検 27

る・れ

ルーチン検査 190
ループスアンチコアグラント 55
ループス腎炎 90, 125
レンガ尿 57

MEMO

MEMO

MEMO

MEMO

- **JCOPY** 〈出版者著作権管理機構 委託出版物〉
  本書の無断複写は著作権法上での例外を除き禁じられています。
  複写される場合は、そのつど事前に、出版者著作権管理機構
  （電話 03-5244-5088, FAX03-5244-5089, e-mail : info@jcopy.or.jp）
  の許諾を得てください。
- 本書を無断で複製（複写・スキャン・デジタルデータ化を含みます）する行為は、著作権法上での限られた例外（「私的使用のための複製」など）を除き禁じられています。大学・病院・企業などにおいて内部的に業務上使用する目的で上記行為を行うことも、私的使用には該当せず違法です。また、私的使用のためであっても、代行業者等の第三者に依頼して上記行為を行うことは違法です。

国立成育医療研究センター
小児臨床検査マニュアル 改訂第2版　ISBN978-4-7878-2372-4

2013年12月25日　初版発行
2019年8月30日　改訂第2版発行

編　　　集	国立研究開発法人　国立成育医療研究センター
発 行 者	藤実彰一
発 行 所	株式会社　診断と治療社 〒100-0014　東京都千代田区永田町2-14-2 山王グランドビル4階 TEL： 03-3580-2750（編集） 　　　 03-3580-2770（営業） FAX： 03-3580-2776 E-mail： hen@shindan.co.jp（編集） 　　　　 eigyobu@shindan.co.jp（営業） URL： http://www.shindan.co.jp/
印刷・製本	三報社印刷株式会社

© 国立研究開発法人　国立成育医療研究センター，2019 [検印省略]
Printed in Japan.
乱丁・落丁の場合はお取り替えいたします。